Wulf Rössler

Paul Hoff (Hrsg.)

Psychiatrie zwischen Autonomie und Zwang

Wulf Rössler
Paul Hoff (Hrsg.)

Psychiatrie zwischen Autonomie und Zwang

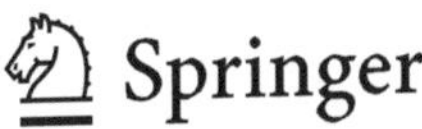

Professor Dr. med. Dipl.-Psych. Wulf Rössler
Professor Dr. med. Dr. phil. Paul Hoff
Psychiatrische Universitätsklinik Zürich
Lenggstraße 31
8029 Zürich

ISBN 3-540-23400-4
Springer Medizin Verlag Heidelberg
Bibliografische Information der Deutschen Bibliothek
Die Deutsche Bibliothek verzeichnet diese Publikation in der Deutschen Nationalbibliografie; detaillierte bibliografische Daten sind im Internet über http://dnb.ddb.de abrufbar.

Springer Medizin Verlag.
Ein Unternehmen von Springer Science+Business Media

springer.de

Planung: Renate Scheddin
Projektmanagement: Renate Schulz
Design: deblik Berlin

SPIN 11332169
Satz und Reproduktion der Abbildungen: Fotosatz-Service Köhler GmbH, Würzburg

Gedruckt auf säurefreiem Papier 26/3160/SR – 5 4 3 2 1 0

Vorwort

Der vorliegende Band entstand auf der Grundlage der Vorträge und Diskussionen anlässlich des 3. Zürcher Symposiums für Klinische Psychiatrie am 25. März 2004. Es stellte die Fortsetzung einer 2002 begonnenen Reihe dar, von der wir hoffen, dass man sie schon bald eine richtige Tradition wird nennen können. In diesem Jahr beschäftigte sich das Symposium mit dem Thema »Psychiatrie zwischen Autonomie und Zwang«.

Da die Resonanz der Veranstaltung sehr ermutigend war, was sich vor allem an der Lebhaftigkeit der Diskussionen zeigte, haben wir uns entschlossen, die Vortragenden um eine zum Druck geeignete Überarbeitung ihrer Beiträge zu bitten. Zusätzlich aufgenommen wurden zwei Abhandlungen, deren Autoren nicht persönlich am Symposium hatten teilnehmen können.

Es geht uns – jenseits der Möglichkeiten bloßer »proceedings« einer Tagung – um das Ausleuchten einer für unser Fach besonders relevanten und kontroversen Thematik aus unterschiedlichen Perspektiven. Wir hoffen, dass diese Veröffentlichung die auf der Tagung begonnenen Diskussionen fortsetzen und vertiefen kann.

Wir freuen uns über Ihre Kommentare und Anregungen – auch mit Blick auf die kommenden Zürcher Symposien für Klinische Psychiatrie.

Wulf Rössler, Paul Hoff
Zürich, im Dezember 2004

Vorwort

Inhaltsverzeichnis

1 Psychiatrie zwischen Autonomie und Zwang
– Eine Einführung – 1
Paul Hoff und Wulf Rössler

2 Autonomie und psychiatrische Krankheitsmodelle –
Die historische und aktuelle Perspektive 7
Paul Hoff

3 Was hilft die Weltgeschichte dem Psychiater? 27
Klaus Ernst

4 Der »fremde Blick«: Möglichkeiten und Grenzen
der historischen Beschreibung einer psychiatrischen Anstalt 45
Jakob Tanner

5 Zwang und Autonomie in der psychiatrischen Anstalt –
Theoretische Überlegungen und empirische Befunde
aus historischer Sicht 67
Marietta Meier

6 Inwieweit sind Richtlinien zur Begrenzung
von Zwangsmaßnahmen hilfreich? 89
Daniel Hell

7 Zwang und Autonomie bei psychischer Krankheit –
Ein Dilemma für die Betroffenen und die Gesellschaft 101
Christoph Lauber

8 **Zwangsmaßnahmen in der Psychiatrie – Ein innereuropäischer Vergleich** 119
Harald Dreßing und Hans Joachim Salize

9 **Ethische Reflexionen zum Zwang in der Psychiatrie** 145
Giovanni Maio

Sachverzeichnis 165

Autorenverzeichnis

Dreßing, Harald, Priv.-Doz. Dr. med.
Zentralinstitut für Seelische Gesundheit, Postfach 12 21 20
68072 Mannheim, Deutschland

Ernst, Klaus, Prof. em. Dr. med.
FMH Psychiatrie und Psychotherapie
Wiesenstraße 18
8008 Zürich, Schweiz

Hell, Daniel, Prof. Dr. med.
Psychiatrische Universitätsklinik Zürich
Lenggstraße 31
8029 Zürich, Schweiz

Hoff, Paul, Prof. Dr. med. Dr. phil.
Psychiatrische Universitätsklinik Zürich
Lenggstraße 31
8029 Zürich, Schweiz

Lauber, Christoph, Dr. med.
ZSPD
Militärstraße 8, Postfach 1930
8021 Zürich, Schweiz

Maio, Giovanni, Priv.-Doz. Dr. med.
Universität Freiburg
Zentrum für Ethik und Recht in der Medizin
Fahnenbergplatz
79085 Freiburg/Breisgau, Deutschland

Meier, Marietta, Dr. phil.
Universität Zürich
Forschungsstelle für Sozial- und Wirtschaftsgeschichte
Rämistraße 64
8001 Zürich, Schweiz

Rössler, Wulf, Prof. Dr. med. Dipl.-Psych.
Psychiatrische Universitätsklinik Zürich
Lenggstraße 31
8029 Zürich, Schweiz

Joachim Salize, Hans, Priv.-Doz. Dr. med.
Zentralinstitut für Seelische Gesundheit. Postfach 12 20 21
68072 Mannheim, Deutschland

Tanner, Jakob, Prof. Dr. phil.
Universität Zürich
Forschungsstelle für Sozial- und Wirtschaftsgeschichte
Rämistraße 64
8001 Zürich, Schweiz

Psychiatrie zwischen Autonomie und Zwang – Eine Einführung

Paul Hoff und Wulf Rössler

Die enge Beziehung zwischen psychiatrischen und ethischen Fragen ist alles andere als ein Zufall: Das Thema der Autonomie und ihres Gegenteils, des Zwanges, berührt Kernfragen unseres Faches, und dies in zweierlei Hinsicht: *Zum einen* beeinträchtigen die seelischen Störungen selbst die Autonomie der betroffenen Person oft in ausgeprägter Weise. Und dies gilt keineswegs nur für die psychotischen, sondern auch für die neurotischen Erkrankungen, für Persönlichkeitsstörungen und Abhängigkeitserkrankungen, die hinsichtlich des von ihnen hervorgerufenen Leidensdruckes nur zu oft unterschätzt werden. *Zum anderen* geht es um Eingriffe psychiatrischer Institutionen in das Leben der Betroffenen bis hin zum Extremfall der unfreiwilligen Einweisung und Behandlung. Der vorliegende Band beschäftigt sich schwerpunktmäßig mit dem zweiten Aspekt, wobei eine scharfe Trennung zwischen beiden natürlich unmöglich ist.

Die Thematik wird aus zwei unterschiedlichen, sich ergänzenden Perspektiven erörtert, der praktischen wie der theoretischen. Denn auch hier gilt, dass es unsinnig ist, begrifflich-konzeptuelle Hintergründe gering zu schätzen, auf denen die empirisch beschreibbaren Sachverhalte, etwa Zwangseinweisungen, fußen. Daher versucht der erste Beitrag *(P. Hoff)*, verschiedene psychiatrische Krankheitsmodelle, die in der Geschichte unseres Faches entscheidende Rollen gespielt haben (und noch spielen), auf ihre jeweiligen Implikationen für die Autonomiefrage hin zu beleuchten. Während hier eine Zeitspanne etwa von 1800 bis heute einbezogen wird, erweitert *K. Ernst* den Blickwinkel noch: Er zeichnet die Jahrtausende alte Tradition der Zuwendung nach, des persönlichen Kümmerns um den psychisch Kranken unter gänzlich verschiedenen individuellen und politischen Bedingungen – eine Grundhaltung, die auch in Anbetracht unvorstellbarer Gräueltaten gegen psychisch Kranke wie bei den Nationalsozialisten nicht in Vergessenheit geraten dürfe.

Dem Blick des Psychiaters auf die Geschichte folgt derjenige des Historikers auf die Psychiatrie: Und *J. Tanner* widmet sich auch in erster Linie der Frage, was ein solch »fremder«, nämlich geschichtswissenschaftlicher Blick auf die psychiatrischen Institutionen zu leisten imstande sein kann – und was nicht. Damit spricht er aber nicht nur eine übergeordnete methodische Frage an, sondern auch ein konkretes empirisches Forschungsprojekt: Unter seiner und M. Meiers Leitung wurde 2001/2002 im Auftrag der Gesundheitsdirektion des Kantons Zürich ein Forschungsprojekt »Zwangsmaßnahmen in der Zürcher Psychiatrie 1870–1970« durchgeführt. Über dieses Projekt selbst und die daraus resultierenden Konsequenzen aus historischer Sicht – vor allem die Notwendigkeit einer stärkeren Berücksichtigung der institutionellen und gesellschaftlichen zuungunsten der partikularen berufsgruppenbezogen Perspektiven – berichtet im nächsten Beitrag *M. Meier*.

D. Hell, Vorsitzender einer Expertengruppe im Auftrag der zentralen Ethikkommission der Schweizerischen Akademie der Medizinischen Wissenschaften (SAMW), erörtert die Frage, inwieweit überhaupt mit den Mitteln der Formalisierung und Kodifizierung dem drängenden Problem der nie erwünschten, mitunter aber nicht zu vermeidenden Zwangsmaßnahmen in der Psychiatrie begegnet werden kann. Bei allen unbestreitbaren Vorzügen eines kodifizierten Vorgehens dürfe nämlich in der Praxis die individuelle Situation des Patienten nie aus dem Auge verloren werden.

Die beiden folgenden Arbeiten haben einen empirischen Schwerpunkt: *C. Lauber* untersucht die Einstellungen zu psychischen Störungen im Allgemeinen und daraus notfalls resultierenden Zwangsmaßnahmen wie der Fürsorgerischen Freiheitsentziehung (FFE) im besonderen, und zwar bei Betroffenen, Angehörigen, Behandlungspersonen und in der Schweizer Allgemeinbevölkerung. Dieses Forschungsparadigma bildet zum einen die realen Verhältnisse und die dazugehörigen Meinungen von Beteiligten ab, zielt aber mittelfristig auch auf die Frage, ob der eine Zwangsmaßnahme ja stets begründende Nutzen für die betroffene Person (Abwendung von Schaden durch rasche Einleitung einer wirksamen Behandlung) auch tatsächlich zu Stande kommt. *H. Dressing* und *H. J. Salize* liefern auf EU-Ebene (vor der Osterweiterung 2004) einen ebenso umfassenden wie detaillierten Vergleich der nach wie vor sehr unterschiedlichen Unterbringungspraxis einschließlich ihrer rechtlichen Voraussetzungen in den beteiligten Ländern. Die Autoren plädieren vor allem für eine noch weit deutlichere Abgrenzung der Zwangsunterbringung vom Polizei- und Verwaltungsrecht und ihre unmissverständliche Positionierung als ultima ratio einer psychiatrischen Krisenintervention. Letzteres freilich erfordere, ebenso wie in anderen medizinischen Bereichen, die Entwicklung standardisierter und operationalisierter Vorgehensweisen für psychiatrische Zwangsmaßnahmen.

Den Schlusspunkt bildet der Beitrag von *G. Maio*, der die zahlreichen und komplexen ethischen Probleme, die sich in der täglichen psychiatrischen Praxis und Forschung stellen, adressiert. Er arbeitet eine Frage heraus, die eng mit dem Titel des vorliegenden Bandes verknüpft ist: Kann es damit getan sein, unter Verweis auf die »Freiheit« des Patienten, auch und gerade des psychisch kranken Patienten, Zwangsmaßnahmen unter den Generalverdacht eines engstirnigen Paternalismus oder gar der Inhumanität zu stellen? Oder kann nicht genau diese vermeintlich freiheitsorientierte Position an den eigentlichen Bedürfnissen der psychisch kranken Person vorbeigehen und so, wenn auch ungewollt, eine neue Art von *nocere*, ja von Inhumanität hervorrufen? Letztlich betrifft dies die eigentliche Grundlegung dessen, was man eine psychiatrische Ethik im engeren Sinne nennen könnte.

Erfreulicherweise trat in den letzten beiden Jahrzehnten das hier umrissene thematische Umfeld einer »Psychiatrie zwischen Autonomie und Zwang« immer mehr aus dem philosophischen Oberseminar heraus und wurde Gegenstand der (fach-)öffentlichen und politischen Diskussion. Dies schlägt sich nicht zuletzt in den Bemühungen vieler europäischer Länder, auch der Schweiz, nieder, durch die Anpassung der gesetzlichen Vorgaben die Patientenrechte angemessen zu garantieren, ohne dabei den Aspekt des Anspruchs auf effektive *und auf die persönlichen Bedürfnisse zugeschnittene* Behandlung aus dem Auge zu verlieren – und gerade hier liegt ja das wesentliche Dilemma der psychiatrischen Zwangsmaßnahmen. In diesem Zusammenhang sei, gleichsam als Beleg, abschließend ein am 1. Juni 2004 veröffentlichter

Entwurf der Bioethikkommission des Europarates erwähnt. Er enthält ausformulierte und recht konkrete Empfehlungen an die beteiligten Regierungen, umfassendere gesetzliche Grundlagen für die Garantie der Menschenrechte und die Würde von Personen mit psychischen Krankheiten zu schaffen. Ganz zentral geht es dabei natürlich um die Frage der Zwangsmaßnahmen (Council of Europe, Steering Committee on Bioethics, Draft Recommendation of the Committee of Ministers to member states concerning the protection of the human rights and dignity of persons with mental disorder, and Draft Explanatory Report [bioethics/textes publics/CDB-INF/2004/INF(2004)5e psychiatrie projet Rec & ER]).

Gerade weil das Fach Psychiatrie nicht nur akzidentell, sondern *essentiell* mit den Bereichen Autonomie, Personalität und Verantwortung befasst ist, ist die kontroverse, oft auch mühsame Debatte um Zwangsmaßnahmen alles andere als eine lästige Pflichtübung, die dem Fach von Kritikern aufgezwungen wird. Sie ist vielmehr Ausdruck der Selbstreflexion einer wissenschaftlichen klinischen Disziplin – und als solche stellt sie nicht nur eine Herausforderung, sondern auch eine Chance dar.

Autonomie und psychiatrische Krankheitsmodelle

Die historische und aktuelle Perspektive

Paul Hoff

2.1 Über einige Besonderheiten der Psychiatrie – 9

2.2 Drei Krankheitsmodelle – 11
2.2.1 Realdefinition und Autonomiefrage – 11
2.2.2 Nominaldefinition und Autonomiefrage – 15
2.2.3 Biographische Definition und Autonomiefrage – 19

2.3 Thesenhafte Zusammenfassung – 22
2.3.1 Wissenschaft und Wert – 22
2.3.2 Mehrebenenansatz und Missbrauchsgefahr – 23
2.3.3 Die Rolle der Psychiatrie – 24

Literatur – 24

Die Frage nach etwaigen Zusammenhängen zwischen dem Krankheitsmodell, das dem ärztlichen Handeln zugrunde liegt, und der Autonomie des betroffenen Patienten[1] mag zunächst irritierend wirken. Doch soll in diesem Beitrag gerade auf die enge Beziehung aufmerksam gemacht werden, die zwischen beiden Bereichen insbesondere im Falle der seelischen Störungen bestehen. Dies hat mit einigen Besonderheiten der Psychiatrie zu tun, sowohl was ihren wissenschaftlichen wie ihren diagnostischen und therapeutischen Aufgabenbereich anbelangt. Darauf wird in einem ersten Abschnitt eingegangen. Der zweite Abschnitt des Beitrages erläutert, aufbauend auf eigenen früheren Überlegungen, drei grundlegend verschiedene Krankheitsmodelle, die seit der Entstehung der Psychiatrie als klinischer Wissenschaft im Gefolge der Aufklärung vertreten worden sind. Dabei stehen jeweils die Konsequenzen des betreffenden Modells für die Autonomiefrage im Vordergrund. Im abschließenden dritten Teil wird in thesenhafter Form auf die notwendigerweise spannungsreiche Position der Psychiatrie zwischen konkurrierenden Wissenschaftsmodellen und ihre daraus resultierende besondere Verantwortung eingegangen.

2.1 Über einige Besonderheiten der Psychiatrie

Psychiatrie und Psychotherapie als wissenschaftliche Disziplinen sind besonders eng mit der gesellschaftlichen und politischen Entwicklung verknüpft, und zwar nicht nur *formal*, etwa über die Gesetzgebung, die den medizinischen Bereich regelt, sondern auch *inhaltlich*, etwa hinsichtlich des Menschenbildes und der Grundwerte einer Gesellschaft. Hier kommt notwendigerweise die Autonomiefrage ins Blickfeld, und zwar sowohl hinsichtlich der Situation des Patienten als auch derjenigen des Arztes: Wessen Autonomie »gilt mehr«, die des Arztes mit

---

[1] Funktions- und Berufsbezeichnungen werden mit Rücksicht auf den Textfluss zumeist nur in ihrer maskulinen Form genannt, meinen aber stets beide Geschlechter.

seinem Fachwissen oder die des Patienten, der möglicherweise in voller Kenntnis der ärztlichen Argumente dennoch nicht überzeugt werden kann? Aber auch: Wie weit können die Autonomieansprüche psychiatrischer Schulen gehen, sprich inwieweit darf jede psychiatrische Gruppierung oder gar der einzelne Psychiater unter Berufung auf seine fachliche Autonomie diagnostische oder therapeutische Thesen vertreten und umsetzen, selbst wenn diese den wissenschaftlichen Beweis ihrer Berechtigung nachhaltig schuldig bleiben? Zwar gilt all dies in Grenzen auch für andere medizinische Fachdisziplinen, doch wird man eine der Psychiatrie vergleichbare Situation etwa in der Orthopädie oder der Gastroenterologie kaum finden.

Die konfliktreiche psychiatrische Schulenbildung spätestens seit dem frühen 19. Jahrhundert ist gut bekannt. Ein besonders drastisches Beispiel ist die in den 70er-Jahren des 20. Jahrhunderts recht einflussreich gewesene »Antipsychiatrie«: Sie vertrat nicht nur eine kritische Position gegenüber der etablierten psychiatrischen Krankheitslehre und der auf sie bezogenen Diagnostik. Einige »antipsychiatrische« Autoren gingen vielmehr so weit, die Existenz der von der akademischen Psychiatrie beschriebenen seelischen Störungen, insbesondere der schizophrenen Psychosen, schlicht zu leugnen. Den Vertretern dieser Disziplin warfen sie vor, nicht etwa Krankheiten zu erkennen und zu behandeln, sondern aufgrund eines obskuren gesellschaftlichen Auftrages störende und auffällige Personen zu disziplinieren und nötigenfalls sogar durch Internierung aus dem öffentlichen Raum zu entfernen. Die psychiatrische Diagnostik liefere dazu die erforderlichen wissenschaftlich anmutenden Etikette (vgl. Laing 1959, Szasz 1972). Ein derart grundlegender Angriff auf das Selbstverständnis eines medizinischen Faches existiert außerhalb des psychiatrischen Bereiches nicht.

Weniger spektakulär, doch ebenso bedeutsam ist der Umstand, dass die Psychiatrie grundsätzliche wissenschaftstheoretische bzw. philosophische Fragen wie Leib-Seele- und Subjekt-Objekt-Problem nicht ignorieren kann. Nicht selten trifft man allerdings bei praktisch wie wissenschaftlich tätigen Psychiatern auf die Überzeugung, derartige theorielastige Debatten brächten wenig und erschöpften sich im Ausloten intellektueller Sackgassen. Diese Position übersieht freilich einen wesentlichen Punkt: Wer nämlich versucht, diese Fragen wissenschaftlich zu entwerten oder zu ignorieren, der generiert – sei es ganz gezielt oder implizit – unzulässig vereinfachende und dogmatische Anschauungen (Hoff 1989, 1995). Littlewood (1991) nannte die Psychiatrie ironisch »the most self-doubting specialty in medicine«. Man kann dies als Kritik an der Psychiatrie lesen oder, wohl eher die Intention des Autors, als Aufforderung, die dem Fach nun einmal inhärente erkenntnistheoretische Problematik über den verunsichernden Zweifel hinaus in zeit- und vor allem patientengemäße therapeutische und wissenschaftliche Konzepte umzusetzen.

2.2 Drei Krankheitsmodelle

An anderer Stelle (Hoff 1998, 2004) wurden mit Blick auf die Geschichte unseres Faches *drei wesentliche Zugangsweisen* zum Begriff der psychischen Krankheit voneinander abgegrenzt. Diese Positionen werden im Folgenden betont akzentuiert herausgearbeitet, um prägnanter auf ihre jeweilige Bedeutung für die Autonomiefrage eingehen zu können. Bei einer solchen, aus Gründen der Übersichtlichkeit verkürzenden Darstellung muss die große Zahl von »Zwischenlösungen« unerwähnt bleiben. Doch erscheint dies vertretbar, da sich alle denkbaren Varianten des psychiatrischen Krankheitsmodells innerhalb des Rahmens bewegen werden, der von den drei im Folgenden geschilderten »Idealtypen« gebildet wird.

2.2.1 Realdefinition und Autonomiefrage

Eine Realdefinition ist im streng logischen Sinne gar keine Definition, sondern eine Sachbestimmung. Wichtiger als dieser formale Aspekt ist in unserem Zusammenhang aber der inhaltliche: Für einen realdefinitorischen Ansatz sind psychische Krankheiten real existierende, »natürliche« Entitäten, also quasi Gegenstände, objektiv erfassbare »Dinge«. An den historischen Wurzeln der heutigen neurobiologischen Forschung, also in der zweiten Hälfte des 19. Jahrhunderts, finden sich viele einflussreiche Vertreter dieser Auffassung wie etwa Emil Kraepelin. Seine Lehre wurde nicht nur für Zeitgenossen eine feste, wenn auch nicht unumstrittene Bezugsgröße in der Psychiatrie. Auch aktuell spielt er über die »Neo-Kraepelinianer« des englischen Sprachraums eine große Rolle (Blashfield 1984).

Kraepelin sprach explizit von »natürlichen Krankheitseinheiten«, die es in der Psychiatrie ebenso wie in allen anderen medizinischen Fächern gebe und die – in ihrer Eigenschaft als biologische Entitäten – ganz unabhängig davon existierten, welcher konkrete Patient nun an ihnen leide oder welcher Psychiater sich mit ihnen klinisch oder wissenschaftlich befasse. Auf dem Boden eines sehr zeittypischen Wissenschaftsoptimismus stellte Kraepelin die Behauptung auf, dass die psychiatrische Forschung, sofern sie mit hinreichendem methodischen Rüstzeug ausgestattet ist, unabhängig von der gewählten Methode notwendigerweise immer wieder auf dieselben, a priori festliegenden Entitäten stoßen werde, auf die »natürlichen Krankheitseinheiten« nämlich (Hoff 1994).

Versteht man psychische Krankheit in dieser Weise, dann wird man konsequenterweise formulieren »Der Patient *hat* eine Krankheit« – sehr im Unterschied zur noch zu erörternden dritten, der »biographischen« Position, bei der es heißen wird »Der Patient *ist* krank«. Und dies ist keine sprachliche Spitzfindigkeit, sondern es weist auf den Kern der Sache: In der Realdefinition wird die Krankheit zur objektiven, zur »realen« Sache, sie wird »reifiziert«. Die Betonung liegt ganz auf der von subjektiven Momenten möglichst zu befreienden, quasi fotografischen Abbildung des – Kraepelin hätte gesagt: von der Natur – vorgegebenen krankhaften Sachverhaltes durch den Arzt bzw. Forscher. Dieser konstruiert nicht etwa ein zum gegebenen empirischen Kenntnisstand passendes, also notwendigerweise relatives Krankheitskonzept, sondern er »entdeckt« die objektiv, also von ihm ganz unabhängig vorhandene Krankheit.

Realdefinitorische Krankheitsmodelle in der Psychiatrie haben den Vorteil, dass sie sich gut in naturwissenschaftliche Rahmenbedingungen integrieren lassen. Sie führen zu leichter objektivierbaren und quantifizierbaren Begriffen. Dies wird am besten veranschaulicht von dem in den letzten Jahrzehnten exponentiell angewachsenen Wissen über Morphologie und Funktionsweise des Gehirns unter verschiedenen experimentellen und klinischen Bedingungen, unter anderem eben auch unter der Bedingung des Vorliegens einer seelischen Störung. Positiv ist dabei allemal der Umstand, dass hier kein prinzipieller Unterschied zwischen der Psychiatrie und den anderen (früher sagte man: den »somatischen«) Disziplinen in der Medizin besteht und insoweit auch keine wissenschaftstheoretische Abwertung psychiatrischer Forschung zu befürchten ist – im Gegenteil: Die neurowissenschaftlich ausgerichtete psychiatrische Forschung hat sich in den letzten Jahren zu einem der dynamischsten Gebiete überhaupt entwickelt und genießt in Fachkreisen und der Öffentlichkeit großes Ansehen (Stichwort »decade of the brain«). Die Anlehnung der Psychiatrie an medizinische Denkweisen und Krankheitsmodelle hatte im übrigen schon immer, insbesondere gegen Ende des 19. Jahrhunderts, genau diesen motivischen Hintergrund, nämlich das Fach ebenso respektabel und wissenschaftlich vielversprechend werden zu lassen, wie es die innere Medizin oder die operativen Fächer bereits waren.

Den Vorteilen eines realdefinitorischen Ansatzes wird man die Risiken gegenüber stellen müssen: Da er typischerweise (wenn auch keineswegs zwangsläufig) auf einem materialistisch inspirierten Hintergrund Anwendung findet, resultiert oft eine Unterschätzung der subjektiven Ebene. Konkret heißt das: Wird seelisches Kranksein identifiziert mit körperlicher Störung (in der Regel mit Störung der Gehirnfunktion), so erlangt die Ebene des subjektiven Erlebens des Patienten oft nur noch den Status einer ergänzenden Information, bestenfalls einer Art »Phänotyp«, nicht jedoch den eines wissenschaftlichen Kernbereiches. Dieser liegt dann nämlich, um im Bild zu bleiben, im Bereich des »Genotyps« bzw. der neuronalen Funktion als dessen Produkt.

Hinzu kommt, dass diese identitätstheoretische Position unweigerlich in das bestens bekannte Determinismusproblem (a) hineinführt und sich überdies mit dem Vorwurf des Kategorienfehlers (b) konfrontiert sieht.

(a) Zu Ende gedacht, bleibt nämlich bei einem solch engen medizinischen Krankheitsmodell in der Psychiatrie gerade kein Platz mehr für freie Willensentscheidung, personale Autonomie oder subjektive Verantwortlichkeit[2]. Während diese Debatte im klinischen Alltag bislang noch keine prominente Rolle spielt, wird ihre potentielle Brisanz in der forensischen Psychiatrie zunehmend deutlich. Manche Autoren stellen die Grundlagen der westlichen Strafrechtsdogmatik unter Verweis auf Ergebnisse der neueren Hirnforschung und den dadurch vermeintlich erwiesenen illusorischen Charakter von Konstrukten wie Willensfreiheit oder Verantwortung in Frage. Aus dieser Perspektive wäre dann natürlich auch die Frage nach einer *psychopathologisch* zu begründenden Einschränkung oder Aufhebung der Schuldfähigkeit unsinnig.

(b) Ein Kategorienfehler liegt dann vor, wenn zwei Begriffe aus ganz verschiedenen logischen Bereichen, »Kategorien«, unmittelbar aufeinander bezogen werden, wie etwa bei der (unsinnigen) Aussage »Der Tisch ist traurig«. Analog hat man im Gefolge von Cornman (1962) der Identifizierung neurophysiologischer Prozesse mit subjektivem Erleben die Berechtigung abgesprochen: Sachverhalte der mentalen Ebene könnten mit der Begrifflichkeit der materiellen Ebene nicht erfasst werden: So seien es beispielsweise nicht die neuronalen Netze, die traurig seien, sondern allenfalls die Person, in deren ZNS sich dieselben befänden (vgl. Carrier und Mittelstrass 1989).

---

[2] Der »eliminative Materialismus« (z.B. Churchland 1986) vertritt genau diese Position.

Bei den radikalen Varianten eines realdefinitorischen Ansatzes – und spätestens hier kommt die Autonomiefrage zentral ins Spiel – besteht die Gefahr, in einen »biologischen Reduktionismus« abzugleiten, bei dem a priori nur das Biologische (in Kraepelins Worten: das »Natürliche«) akzeptabel ist, wohingegen psychologischen, psychopathologischen und sozialen Sachverhalten eben gerade nicht das Prädikat »wissenschaftlich« zuerkannt wird[3]. Festzuhalten ist, dass durch ein ausdrücklich »realwissenschaftliches« Selbstverständnis der Psychiatrie zwar die erwünschte Annäherung an ein sachlich-empirisches und evidenzbasiertes Arbeiten erreicht werden kann, die von manchen vielleicht erhoffte gleichzeitige »Erledigung« grundsätzlicher philosophischer Fragen aber ausbleiben muss. Denn diese Fragen stellen sich immer in gleicher Hartnäckigkeit, ganz unabhängig vom jeweiligen Krankheitsmodell und empirischen Wissensstand.

2.2.2 Nominaldefinition und Autonomiefrage

Im Sinne der Nominaldefinition handelt es sich bei diagnostischen und sonstigen wissenschaftlichen Termini, mit denen psychische Störungen beschrieben werden, um begriffliche Konstrukte, die von Experten nach bestimmten Kriterien entsprechend dem jeweils aktuellen Wissensstand festgelegt werden. Eine solche Definition erhebt also – im Unterschied zur Realdefinition – nicht den Anspruch, unmittelbar die »Sache selbst« zu erfassen, sondern sie legt sprachliche und logische Konventionen fest, um wissenschaftlich sinnvoll (und das heißt vor allem: überprüfbar) über psychiatrische Sachverhalte sprechen zu können. Konsequenterweise wird in den operationalen Diagnosemanualen, die einem nominaldefinitorischen Vorgehen viel näher

[3] Der Wissenschaftsbegriff ist bekanntermaßen selbst sehr sprach- und kulturabhängig. Man denke nur an die Engführung des Begriffes »sciences« im angloamerikanischen Raum, was sogar zur Etablierung einer eigenen Wissenschaftsgruppe, der »humanities«, führte.

stehen als einem realdefinitorischen, auch nicht mehr durchgängig von psychischen »Krankheiten« gesprochen, da dies zu sehr der »reifizierenden« Position ähnelt, sondern zumeist, ätiologisch und pathogenetisch möglichst neutral, von psychischen »Störungen«[4]. Das Moment der aktiven Konstruktion eines Konzeptes durch den Arzt oder Forscher steht hier im Vordergrund. Konkreter: Nicht was die Schizophrenie *ist*, sondern unter welchen Umständen wir begründet von Schizophrenie *sprechen*, ist hier Gegenstand. Es wird keine Aussage darüber getroffen, was Schizophrenie »wirklich ist«, welche Ätiologie und Pathogenese sie hat, ja ob es sie als »natürliche Krankheitseinheit« überhaupt gibt – insgesamt also ein deutlich bescheidenerer Anspruch als im Falle der Realdefinition.

Das wesentlichste Beispiel für diese Position ist die bereits erwähnte operationale psychiatrische Diagnostik, die in Gestalt der ICD 10 der Weltgesundheitsorganisation (WHO 1991) und des sehr ähnlichen, aber nicht identischen DSM IV-TR der American Psychiatric Association (APA 2000) weltweit in Praxis und Forschung Verbreitung gefunden hat. Hier werden Diagnosen nach deskriptiven psychopathologischen und Verlaufskriterien gestellt, wohingegen das explizite oder implizite Einfließen ätiopathogenetischer Hypothesen (oder gar Vorurteile) vermieden werden soll. Dies hat, wenn nicht zur »Abschaffung«, dann zumindest zur wissenschaftlichen Diskreditierung früher so vertrauter Begriffe wie Endogenität und Neurose sowie, vor allem bei den depressiven Störungen, zur verstärkten Orientierung am Schweregrad des klinischen Bildes geführt (»leichte, mittelschwere, schwere Episode«).

Die Vorteile einer solchen operationalen Definition liegen hauptsächlich in der erhöhten Reliabilität psychiatrischer Diagnosen: Ein kriteriengeleiteter diagnostischer Prozess wie etwa in der ICD 10 führt dazu, dass zwei voneinander unabhängige Untersucher beim

---

[4] Die englische Sprache, die über wesentlich mehr Worte verfügt als die deutsche, bietet hier drei Begriffsfelder an, nämlich »disease«, »illness«, »disorder«, deutsch also etwa »Krankheit«, »Kranksein«, »Störung«.

selben Patienten weit häufiger zum selben diagnostischen Ergebnis kommen werden als ohne Operationalisierung. In der Folge wird die Kommunikation zwischen Wissenschaftlern unterschiedlicher theoretischer Provenienz oder sprachlicher bzw. kultureller Zugehörigkeit wesentlich vereinfacht. Große internationale Studien zu Symptomatik, Verlauf und therapeutischer Beeinflussbarkeit verschiedener seelischer Störungen sind im Grunde durch den Einsatz operationaler Diagnosemanuale erst ermöglicht worden.

Ein weiterer wichtiger Vorteil ist der Umstand, dass der diagnostische Prozess nicht nur innerhalb der Behandlungsteams, sondern auch gegenüber dem Patienten selbst und seinen Angehörigen wesentlich transparenter gehalten werden kann. Dies sollte entscheidend zum Abbau von Ängsten und Vorurteilen gegenüber der psychiatrischen Diagnostik beitragen. Schließlich ist noch die im Vergleich zu früheren nosologischen Ansätzen größere Flexibilität operationaler Diagnostik gegenüber neuen wissenschaftlichen Entwicklungen zu erwähnen. Da ICD 10 und DSM IV ja gerade nicht davon ausgehen, ein für allemal gültige, biologisch oder in sonstiger Weise eindeutig vorgegebene Krankheitseinheiten zu beschreiben, können die diagnostischen Kriterien neuen empirischen Befunden, sofern diese hinreichend validiert sind, jederzeit angepasst werden. Und tatsächlich beobachtet man ja von Auflage zu Auflage der ICD und des DSM eine mehr oder weniger deutliche Verschiebung von Diagnosen, ja ganzen Diagnosegruppen.

Die wesentlichen Risiken eines sehr strikt operationalisierten Vorgehens bestehen zum einen in der Vernachlässigung komplexer psychologischer und psychopathologischer Phänomene. So etwa tun sich die Diagnostik von Persönlichkeitsstörungen, aber auch die Erfassung von Persönlichkeitszügen schlechthin sowie von speziellen Aspekten der Arzt-Patienten-Beziehung mit kriteriengeleiteten Methoden schwer. Dies liegt zum einen daran, dass die angewandten Kriterien sich vorwiegend auf unmittelbar beobachtbares Verhalten stützen und nicht so sehr auf das bloß berichtete oder gar nur implizit zu erschließende Erleben des Patienten (Stichwort: »deskriptiver Ansatz«).

Zum anderen beinhalten die diagnostischen Kriterien häufig recht »einfache« psychopathologische Sachverhalte, was natürlich im Falle hochkomplexer Phänomene wie einer Wahnstimmung, einer Ichstörung oder subtilen Frühsymptomen einer Psychose zu Schwierigkeiten führt. Erst recht problematisch wird der Versuch, zwischen deskriptiver Diagnostik und anthropologischen Grundannahmen wie etwa der personalen Autonomie eine Brücke zu schlagen oder gar eine Korrelation herzustellen. Nicht ohne Grund warnen daher die Autoren von ICD 10 und DSM IV sehr klar vor einer unreflektierten Anwendung außerhalb des Kernbereiches der psychiatrischen Diagnostik, also etwa im forensisch-psychiatrischen Kontext[5].

Noch deutlicher wird das potentielle Missbrauchspotential operationaler Diagnostik, wenn diese missverstanden wird als Ablösung der klassischen Psychopathologie oder gar als Gesamtentwurf einer psychiatrischen Wissenschaft. Gäbe man sich wirklich der Täuschung hin, dass durch die Anwendung der diagnostischen Kriterien ein vollständiges Bild der betreffenden Person entsteht mit Blick auf Diagnostik, Therapie und Forschungsplanung, dann droht als letzte Konsequenz ein »operationales Menschenbild«. Hier wäre dann in Analogie zum biologischen von einem »formalen Reduktionismus« zu sprechen. Auch er ist natürlich mit der Annahme eines bei aller Einschränkung durch die psychische Störung grundsätzlich autonomen Patienten unvereinbar.

---

[5] So heißt es im DSM IV-TR unter der Überschrift »Warnhinweis« explizit: »Die klinischen und wissenschaftlichen Überlegungen bei der Klassifikation dieser Zustände als psychische Störungen sind ... möglicherweise weniger relevant im Zusammenhang mit ... forensischen Aspekten, bei denen Gesichtspunkte wie individuelle Verantwortlichkeit sowie Bestimmung von Behinderungen oder Geschäftsfähigkeit eine Rolle spielen.« (APA 2000, dt. Ausgabe 2003, S.3).

2.2.3 Biographische Definition und Autonomiefrage

In der Psychiatrie der Romantik zu Beginn des 19. Jahrhunderts haben Autoren wie J. C. A. Heinroth und K. Ideler im Sinne dieser dritten prinzipiellen Variante psychiatrischen Krankheitsverständnisses seelische Störungen in erster Linie verstanden als Ausdruck einer komplexen individuellen Fehlentwicklung (Marx 1990, Schmidt-Degenhardt 1985). Dadurch verwischt sich die vor allem in den naturalistischen Ansätzen scheinbar so klare Grenze zwischen Patient und Krankheit, ja in manchen Konzepten verschwindet sie geradezu: Der Patient *hat* eben keine Krankheit, er *ist krank*. In diesem dezidiert subjekt-orientierten Ansatz werden etwa affektive Psychosen zum Ausdruck individuellen Scheiterns eines Lebensentwurfes auf dem Hintergrund des schuldhaften Verfehlens normativer Maßstäbe: Wer etwa seine »Leidenschaften« – ein sehr zeittypischer Begriff in der Romantik – nur mangelhaft steuern kann, wer sie gar rücksichtslos auslebt und damit bestimmten Grundvorstellungen menschlichen Zusammenlebens aktiv zuwider handelt, der läuft Gefahr, psychotisch, »gemütskrank«, »geisteskrank« zu werden.

Autonomie kommt hier einmal ganz anders ins Spiel, nämlich als *verstärkte* Zuweisung individueller Verantwortlichkeit an das Individuum. Das biographisch vertiefte Verstehen entließ nämlich im Falle der romantischen Psychiater – im Unterschied zu manchen späteren psychoanalytischen Ansätzen – den Einzelnen gerade nicht aus der Verantwortung für sein Handeln, im Gegenteil: Manche Autoren des frühen 19. Jahrhunderts gingen so weit, selbst klar psychotisches Handeln dem Betroffenen schuldhaft anzulasten, da ja das Hineingeraten in die Psychose von ihm zumindest wesentlich mitverantwortet werden müsse.

Auf den ersten Blick wird ein verstehend-biographisches Verständnis von seelischer Krankheit gerade für den Psychiater als vorteilhaft und der Arzt-Patienten-Situation besonders angemessen erscheinen, und dies unabhängig davon, in welchen theoretischen Bezugsrahmen eine Behandlung eingebettet sein mag. Und tatsächlich liegt die große Stärke dieses Ansatzes in einem individualisierenden Vorgehen, das die einzelne Person und ihre Geschichte in den Vordergrund rückt. In prägnanter Form hat dies die anthropologische Psychiatrie vertreten, die sich unter Berufung vor allem auf Heidegger bemühte, eine umfassende Sicht von seelischer Gesundheit und Krankheit zu entwickeln und die heute unberechtigterweise nur noch marginal wahrgenommen wird (vgl. Blankenburg 1977).

Bei allen Ansätzen, die diesem dritten Weg zuzurechnen sind, steht das idiographische Erfassen der einzelnen seelischen Entwicklung und nicht die nomothetische Entdeckung oder Formulierung von (Natur-)Gesetzmäßigkeiten im Mittelpunkt. Freilich schließt dies die Benennung von überindividuellen Rahmenbedingungen (»anthropologischen Grundannahmen«) nicht aus. Diese sollen aber – im jetzigen Zusammenhang entscheidend – Autonomie und Verantwortung des Einzelnen auch theoretisch verankern und gerade nicht durch die Subsumption menschlichen Verhaltens unter ein Naturgesetz in Frage stellen. Damit ist aber keineswegs die erwähnte Extremposition gemeint, wonach der psychisch Kranke quasi per definitionem für seinen Zustand und dessen Folgen selbst verantwortlich ist. Vielmehr geht es um zwei unterschiedliche, aber eng miteinander verknüpfte Ebenen von Autonomie:

(a) Auf der grundsätzlichen Ebene, die man auch die anthropologische nennen kann, gilt, dass der psychisch Kranke als autonomes Subjekt auch im Falle einer schweren Störung seine prinzipielle Autonomie, seinen Status als Person, niemals entscheidend einbüßt[6].

[6] Mit einem solchen Postulat ist im Übrigen der verhängnisvollen These der sogenannten Entartungs- oder Degenerationslehre gegen Ende des 19. und zu Beginn des 20. Jahrhunderts a limine der Boden entzogen, wonach nämlich bestimmten psychisch schwer kranken Patienten qua Krankheit bzw. Krankheitsausprägung dauerhaft der Personstatus abgesprochen wird. Wohin diese Entwicklung für die psychisch Kranken im Falle der nationalsozialistischen Menschenverachtung führte, ist bekannt.

(b) Auf der konkreten Einzelfallebene unterliegt eine psychische Störung in ihrer Genese, symptomatischen Ausgestaltung und vor allem Therapie und Langstreckenprognose zu einem von Fall zu Fall zwar unterschiedlichen, aber sehr wohl vorhandenen Teil der Beeinflussbarkeit durch den Betroffenen. Dies hat nichts mit der oben bereits abgewiesenen pauschalen Schuldzuweisung (»blaming the patient«) zu tun, sondern mit einer tragfähigen Arzt-Patienten-Beziehung, die wiederum eine entscheidende Voraussetzung für »compliance«, »adherence« und »Krankheitseinsicht« darstellt. Dafür aber bedarf es einer weder durch psychische Störung noch sonst vollständig außer Kraft zu setzenden personalen Autonomie.

Auch dieses Krankheitsmodell stößt an Grenzen: So etwa tut es sich außerordentlich schwer damit, seine diagnostischen und therapeutischen Prozesse in operationale Teilschritte aufzugliedern. In der Praxis kann dies bedeuten, dass das ursprüngliche Ziel der ICD 10, verschiedene psychiatrische Schulen zumindest mit Blick auf diagnostische Termini einander näher zu bringen, völlig verfehlt wird. So etwa kritisieren manche tiefenpsychologisch orientierten Psychotherapeuten den kriteriologischen Ansatz als oberflächlich, bloß symptomorientiert und technokratisch, während umgekehrt Verfechter der operationalisierten Diagnostik den psychodynamischen Modellen eine unwissenschaftliche Immunisierungsstrategie unterstellen.

Wie auch immer dieser Konflikt, der sich auf die Diagnostik bezieht, entschieden werden mag, festzuhalten bleibt mit Blick auf die Autonomiefrage, dass im Falle einer Überdehnung des biographischen Paradigmas genauso wie bei den beiden anderen prinzipiellen Ansätzen psychiatrischen Krankheitsverständnisses das Risiko einer dogmatischen Erstarrung droht. Im drastischsten Fall wird – um in der oben eingeführten Terminologie zu bleiben – ein »heuristischer Reduktionismus« resultieren. Damit ist der überzogene Anspruch gemeint, durch verstehende Methodik im Sinne von Karl Jaspers ein seelisches Krankheitsbild wissenschaftlich wie therapeutisch erschöpfend erfassen zu können. Konkreter: Der Anspruch, aus Biographie und Persönlichkeit gleichsam zwingend und vollständig ein aktuell psychisch gestörtes Erleben oder Handeln »herleiten« zu können, ist eben auch mit der Grundannahme einer unabweisbaren personalen Autonomie nicht zu vereinbaren.

Denn zum einen verliert ein Entschluss nicht dadurch an Autonomie, dass er durch heuristische Methodik nachvollziehbar und verständlich wird. Die Person hätte ja stets auch anders entscheiden können, was aber möglicherweise weniger verständlich gewesen wäre. Die – stets vorläufige – Verständlichkeit eines seelischen Vorgangs für Dritte lässt keine unmittelbaren Schlüsse auf Autonomie oder Heteronomie der betreffenden Person zu.

Zum anderen verliert ein Entschluss auch dadurch nicht an Autonomie, dass er sich in bewusstem Gegensatz zu früheren Haltungen und Handlungen der betreffenden Person befindet. Zwar wird in diesem Fall, sofern es sich um eine psychisch erkrankte Person handelt, besonders sorgfältig zu prüfen sein, inwieweit die vorliegende Störung Einfluss auf die Entscheidungsfindung genommen hat. Das *Prinzip* der autonomen Entscheidung hingegen wird weder durch den für Dritte überraschenden Inhalt des Entschlusses noch durch das bloße Faktum der psychischen Erkrankung eingeschränkt oder gar aufgehoben. Die – stets vorläufige – Unverständlichkeit eines seelischen Vorgangs für Dritte lässt ebenfalls keine unmittelbaren Schlüsse auf Autonomie oder Heteronomie der betreffenden Person zu.

2.3 Thesenhafte Zusammenfassung

2.3.1 Wissenschaft und Wert

Wissenschaften haben nicht nur mit Beobachtung, Zählung und Messung zu tun, sondern auch mit Wertzuschreibungen. Ebenso wenig, wie es wertfreie psychiatrische oder sonstige wissenschaftliche *Theorien* gibt, gibt es wertfreie Wissenschaften allgemein. Ganz besonders trifft dies auf psychiatrische Krankheitsmodelle zu. Sie beruhen stets auf bestimmten wissenschaftstheoretischen Vorannahmen, seien diese nun explizit genannt (was eher selten ist) oder nur implizit mit der täglichen Arbeit verwoben (was viel häufiger ist). Diese Vorannahmen berühren notwendigerweise das der Diagnostik, Therapie und Forschung zugrunde liegende Menschenbild und damit die Autonomiefrage. Genau an diesem Punkt ist die scheinbar so fachspezifische nosologische Debatte um psychiatrische Krankheitsmodelle auf das Engste mit ethischen Grundfragen verknüpft.

2.3.2 Mehrebenenansatz und Missbrauchsgefahr

Psychiatrisches Wissen bewegt sich notwendigerweise auf mindestens drei Ebenen, nämlich der psychopathologischen, der biologischen und der sozialen. Missbräuchliche Verkürzung (Reduktionismus im negativen Sinn) sowie schlimmstenfalls dogmatische Erstarrung können auf jeder dieser Ebenen und bei jeder eingesetzten wissenschaftlichen Methode vorkommen. Die Psychiatriegeschichte kennt zahlreiche Beispiele. All diese unbegründeten und vorschnellen Vereinfachungen wirken sich, gerade wenn es um den Krankheitsbegriff selbst geht, mehrfach ungünstig auf die Autonomie des Patienten aus: Zum einen wird bei eindimensionaler Betrachtung seelischer Erkrankung die Einbeziehung des Patienten, der ja nun einmal mit ganz verschiedenen Lebensbezügen vernetzt ist, in den diagnostischen und therapeutischen Prozess erheblich beeinträchtigt. Zum anderen stellt ein solches Vorgehen zumindest implizit die Existenz personaler Autonomie grundsätzlich in Frage. Drastischstes – und in den letzten Jahren in den Medien breit diskutiertes – Beispiel hierfür ist die apodiktische Behauptung, neurowissenschaftliche Befunde hätten Konstrukte wie Intentionalität, »freier Wille« und personale Autonomie als eine Art Selbsttäuschung des Systems ZNS entlarvt, die zwar evolutionsbiologisch sinnvoll sei, aber gleichwohl eine Täuschung bleibe (vgl. Bennett und Hacker 2003).

2.3.3 Die Rolle der Psychiatrie

Der Krankheitsbegriff ist ein besonders aussagekräftiges Beispiel für die Theorieabhängigkeit aller psychiatrischen Konzepte und dabei vor allem für die unlösbare Verbindung klinischer Sachverhalte mit philosophischen und ethischen Aspekten. Und weil dies so ist, hat die Psychiatrie die Autorität und die Verpflichtung, auf die Offenhaltung der Debatte um anthropologische Grundannahmen zu drängen – nicht weil sie sich nicht entscheiden will, sondern weil sie um das Risiko einer vorschnellen reduktionistischen Scheinantwort weiß.

Diese besondere Verantwortung der Psychiatrie erwächst nicht nur aus ihrem Umgang mit psychisch Kranken, sondern auch aus der umfassenden theoretischen wie praktischen Erfahrung im Verlaufe ihrer gut 200-jährigen Geschichte seit der Aufklärungszeit. Ein wesentliches Merkmal moderner psychiatriehistorischer Forschung ist ja gerade, dass sie sich nicht als l'art pour l'art versteht und schon gar nicht als Hagiographie, sondern als Begriffsgeschichte, als »conceptual history« (G. Berrios, etwa in Berrios und Hauser 1988). Ihr Gegenstand ist dann wesentlich die kritische Analyse früherer und heutiger Denkfiguren. Und dabei spielen allfällige Auswirkungen der jeweiligen Position auf die Autonomie der beteiligten Personen eine wesentliche Rolle, ja sie werden oft sogar zur eigentlichen Richtschnur.

Literatur

American Psychiatric Association (2000) Diagnostic and Statistical Manual of Mental Disorders (4th edition, text revision) (DSM-IV TR). APA, Washington DC [deutsch 2003 bei Hogrefe, Göttingen Bern Toronto Seattle]

Bennett MR, Hacker PMS (2003) Philosophical Foundations of Neuroscience. Blackwell Publishing

Berrios GE, Hauser R (1988) The early development of Kraepelin's ideas on classification: a conceptual history. Psychol Med 18: 813–821

Blankenburg W (1977) Die Daseinsanalyse. In: Eicke D (Hrsg) Die Psychologie des XX. Jahrhunderts. Band III. Kindler, Zürich. S. 941–964

Blashfield RK (1984) The Classification of Psychopathology – Neo-Kraepelinian and Quantitative Approaches. Plenum Press, New York

Carrier M, Mittelstrass J (1989) Geist, Gehirn, Verhalten. Das Leib-Seele-Problem und die Philosophie der Psychologie. De Gruyter, Berlin New York

Churchland PS (1986) Neurophilosophy: Towards a unified theory of the mind-brain. MIT, Cambridge/Mass.

Cornman JW (1962) The Identity of Mind and Body. J Philosophy 59: 486–492

Hoff P (1989) Erkenntnistheoretische Vorurteile in der Psychiatrie – eine kritische Reflexion 75 Jahre nach Karl Jaspers› »Allgemeiner Psychopathologie« (1913). Fundamenta Psychiatrica 3: 141–150

– (1994) Emil Kraepelin und die Psychiatrie als klinische Wissenschaft. Ein Beitrag zum Selbstverständnis psychiatrischer Forschung. Monographien aus dem Gesamtgebiete der Psychiatrie, Band 73. Berlin Heidelberg New York, Springer

– (1995) Subjekt und Objekt der psychiatrischen Forschung – Zur Ideengeschichte einer Kontroverse. Nervenarzt 66: 494–504

– (1998) Die Umwelt der Krankheit – Zur Kontextabhängigkeit psychiatrischer Krankheitskonzepte. Nervenheilkunde, 17: 70–74

– (2004, im Druck) Die psychopathologische Perspektive. In: Wiesing U, Bormuth M (Hrsg) Ethische Aspekte der Forschung in der Psychiatrie und Psychotherapie. Köln, Deutscher Ärzteverlag

Laing RD (1959) The divided self. London, Tavistock

Littlewood R (1991) From disease to illness and back again. Lancet 337: 1013–1015

Marx OM (1990) German Romantic Psychiatry. Part I. History of Psychiatry 1: 351–381

Schmidt-Degenhard M (1985) Zum Melancholiebegriff JCA Heinroths. In: Psychiatrie auf dem Wege zur Wissenschaft. Nissen G, Keil G (Hrsg). Stuttgart, Thieme. S. 12–18

Szasz TS (1972) Geisteskrankheit – ein moderner Mythos? Grundzüge einer Theorie des persönlichen Verhaltens. Olten Freiburg, Walter

WHO (World Health Organisation) (1991) Tenth Revision of the International Classification of Diseases, Chapter V (F): Mental and behavioural disorders (including disorders of psychological development). Clinical descriptions and diagnostic guidelines. Geneva, WHO [deutsch 1991 bei Huber, Bern Göttingen Toronto]

3

Was hilft die Weltgeschichte dem Psychiater?

Klaus Ernst

3.1 Zur Titelfrage – 29

3.2 Gilgamesch und sein Tölpel – 29

3.3 Die arabische Tradition – 31

3.4 Pioniere der katholischen Seelsorge – 31

3.5 Die Exorzismen zur Zeit der Hugenottenkriege – 33

3.6 Der englische Astrologe Richard Napier – 35

3.7 Geisteskrankheit ohne psychiatrische Institution – 36

3.8 Die psychiatrische Reform in Italien – 38

3.9 Unerwartete sozialpsychiatrische Aspekte in der Ex-DDR – 40

3.10 Psychiatrische Qualitätskontrolle heute im Bundesland Sachsen-Anhalt – 40

3.11 Fazit – 42

Literatur – 43

3.1 Zur Titelfrage

Die Psychiatrie ist derjenige Bereich der Medizin, der sich vor allem mit psychisch Kranken und ihren Nächsten beschäftigt. In noch höherem Maße als die anderen medizinischen Gebiete bedarf die Psychiatrie eines tragenden kulturellen Hintergrundes, welcher die psychisch Kranken als solche akzeptiert, und sie nicht als charakterschwache, gefährliche oder minderwertige Wesen stigmatisiert. In den meisten entwickelten Ländern scheinen diese positiven Voraussetzungen für eine funktionsfähige Psychiatrie heute gegeben.

Das war nicht immer so. Die Geschichtswissenschaft hat nachgewiesen, dass die christliche Kirche vom 13. bis zum 17. Jahrhundert hunderttausende der Hexerei bezichtigte Menschen (hauptsächlich Frauen), unter denen sich nachweislich zahlreiche psychisch Kranke befanden (Dreschner 1968), verbrennen ließ, bis die beginnende Aufklärung dem ein Ende setzte (Ernst C. 1972). Und im 20. Jahrhundert wurden während der nationalsozialistischen Euthanasie-Aktion T4 80 000 psychisch Kranke als »minderwertige Menschen« umgebracht (Ehrhardt 1965): eine Explosion der Inhumanität in der Nachbarschaft des Holocaust, welche der heutigen Jugend bereits unvorstellbar zu werden beginnt.

Nun scheint es aber auf die Dauer wenig zu helfen, vergangener Massenverbrechen zu gedenken, die in der gleichen Form an keinem Zukunftshorizont mehr zu drohen scheinen. Eher vermag die Geschichtswissenschaft, uns an eine Art humanen Archetyp der Psychiatrie zu erinnern, an eine Praxis der Nächstenliebe, die sich bereits in den ältesten schriftlichen Zeugnissen der Menschheit nachweisen lässt und die sich seither immer wieder durchgesetzt hat.

3.2 Gilgamesch und sein Tölpel

Die ältesten Zeugnisse zur Betreuung psychisch schwer gestörter Menschen sind in sumerischer Keilschrift geschrieben und gehen bis etwa auf das Jahr 2700 v. Chr. zurück (von Soden W., 1992). In der Folge verbreitete sich die Sage dann über ganz Babylonien bis nach Kleinasien. Sie taucht in hebräischen Varianten sogar im Alten Testament der Bibel auf; dort natürlich nicht mehr auf den Halbgott Gilgamesch bezogen, sondern auf Jahwe – aber immer noch verbunden mit den ursprünglichen Motiven, u.a. mit der Sintflut und der Rettung allen Lebens durch die Arche Noah.

In der von mir verwendeten Reclam-Ausgabe redet Gilgamesch (S. 87–90) zunächst weinend über den Tod seines Freundes Enkidu, und über seine ihn seither bedrängenden Zweifel an der eigenen Unsterblichkeit: »Werd' ich nicht auch wie er (der Verstorbene) mich betten und auferstehen in die Ewigkeit?« Aber Utnapischtim, ein anderer Halbgott, weist nun Gilgamesch auf eine allgemeinmenschliche Pflicht der Gesunden angesichts des kranken Mitmenschen hin, indem er sagt: »Warum, Gilgamesch, klagst du, der du aus Fleisch der Götter und der Menschen herrlich gestaltet bist?« Und er erinnert Gilgamesch an dessen Begegnung mit dem »Tölpel« und an seine Pflicht zum Beistand diesem armen Behinderten gegenüber.

In der Folge sagt er, dass Gilgamesch gut beraten sei, wenn er sich im Angesicht des eigenen Todes auch der leidvollen Lebenserfahrung des Tölpels erinnere. Denn diesem werde von hartherzigen Mitmenschen »Biersatz statt Butter gegeben – Kleie und altes Mehl; angetan ist er mit einer Leibbinde statt eines Gürtels – er, der ein Wort des Rates nicht annimmt…« (Diese letztere, auf eine intellektuelle oder eine andere psychische Störung hinweisende Charakterisierung des Tölpels, der »einen vernünftigen Rat nicht annehmen kann, weil er ihn nicht begreift«, könnte übrigens für die keilschriftkundigen wissenschaftlichen Übersetzer einer der Gründe für die Wortwahl »Tölpel« gewesen sein.)

Was aber ist im Laufe der späteren kulturellen und religiösen Literatur aus der Figur des hilfsbedürftigen psychisch Kranken geworden? Das Alte Testament kennt zwar die armen »Witwen und Waisen«. Aber diese sind nicht als psychisch Kranke beschrieben, und auch die vom Teufel Besessenen des Neuen Testamentes sind es nicht. So suchen wir die Nachfahren der Tölpel und ihre Helfer besser in der maurischen Geschichte.

3.3 Die arabische Tradition

Diese Tradition scheint in der Tat etwas von der humanen Substanz des Gilgamesch-Epos übernommen zu haben. Der Medizinhistoriker Ackerknecht (1957/1985) erwähnt die Gründung einer gehobenen Art von Spitälern für Irre, u.a. in Fez (ca. 700), Bagdad (705), Kairo (800), Damaskus und Aleppo (1270). In Valencia gründete der König von Aragon noch 1410 ein ähnliches Spital für »Geistes- und Urteilsschwache sowie Verrückte und Verblödete«, offenbar immer noch unter der Nachwirkung des toleranten Regierungsstils aus der Zeit der maurischen Besetzung (H. Walser, persönliche Mitteilung).

Die arabische Tradition beeinflusste schließlich ähnliche Gründungen im 15. Jahrhundert, dies sogar außerhalb der islamischen Länder, nämlich in Rom, Paris, Avignon, Marseille, Amsterdam und schließlich in Lübeck und Hamburg. Diese Anstalten wurden zum Muster für die Versorgung der psychisch Schwerkranken in ganz Europa, was über die Qualität dieser Versorgung im Einzelnen freilich nichts aussagt.

3.4 Pioniere der katholischen Seelsorge

Ignatius von Loyola (Briefe 1922; Exerzitien 1954) lebte 1491–1556. Er ist einer der bedeutendsten Protagonisten der Gegenreformation. In seinen »Exercitia« hat er ausführlich dargelegt, wie der Geistliche jungen Leuten bei der Suche nach ihrem Lebensweg helfen soll, und wie nicht. Das Problem der Berufswahl stellte sich frommen oder auch ehrgeizigen Personen vor allem bei der sogenannten »Standeswahl«, nämlich bei der Frage: »Soll ich einem Orden beitreten oder einen gewöhnlichen christlichen Lebensweg einschlagen?« – Das Verfahren, das Ignatius in seinen erhalten gebliebenen »Exercitia spiritualia« beschreibt, ist nun ausgesprochen wenig direktiv bzw. kognitiv-behavioral, sondern höchst psychoanalytisch.

Nämlich: in den Therapiesitzungen soll der Kandidat nicht schematisch bekehrt werden, sondern er soll laufend sagen, was ihm gerade einfällt, er soll sich »ausschütten wie einen Becher Wassers«. Der Seelsorger soll sich dem intellektuellen Niveau und der charakterlichen Eigenart seines Schützlings anpassen. Auf keinen Fall soll er dem Ratsuchenden für oder gegen den Ordensbeitritt raten. Vor allem nicht, wenn der Kandidat in Zeiten der »Trostlosigkeit« (wir würden sagen Depression) zum einen oder anderen Entschluss neigt, oder wenn er sich (wir würden sagen: zwanghaft) eine Sünde einbildet.

Selbstverständlich bestehen zwischen der damaligen Welt und unserer heutigen psychotherapeutischen Kultur Unterschiede fundamentaler Art. Aber es bleibt beim Rückblick auf die Ignatianischen Exerzitien für uns ein verbindender Rest von Seel-Sorge.

Der zweite Pionier einer hochstehenden Seelsorge ist Franz von Sales (von Sales 1963). Er lebte 1567–1622. Als Bischof von Genf stiftete er 1610 zusammen mit der fünf Jahre jüngeren Mystikerin Jeanne de Chantal (von Chantal 1961) den Frauenorden der Salesianerinnen. Der Briefwechsel zwischen den Beiden ist erhalten geblieben. Stilistisch gehören diese Texte nach dem Urteil historischer Sachverständiger zur großen Literatur Frankreichs um die Wende vom 16. zum 17. Jahrhundert. Psychotherapeutisch sind die behutsamen Antworten Franz von Sales auf die häufig depressiven und zwanghaften Anwandlungen von Mme. de Chantal bemerkenswert. Frans von Sales beschwichtigt und beschönigt nichts. Er nimmt Klagen ernst, verweist aber auf die gute Prognose des Leidens. Der Briefwechsel könnte im wesentlichen demjenigen einer heutigen Patientin mit ihrem derzeit landesabwesenden Psychotherapeuten entstammen.

3.5 Die Exorzismen zur Zeit der Hugenottenkriege

Exorzismen dürfen nicht mit Hexenprozessen verwechselt werden. Exorzismen beabsichtigen die Vertreibung des Teufels, der sich ohne den Willen der besessenen Person in derselben festgesetzt hat. Hexen dagegen haben sich freiwillig mit dem Teufel verbündet und müssen deshalb gemäß der Hexenbulle des Papstes Innozenz VIII. mit dem Tod bestraft werden. Das entsprechende Geständnis legten die verdächtigen Frauen nicht freiwillig ab, sondern erst unter der Folter. So kam es zu den massenhaften Ketzerverbrennungen zwischen 1450 und 1750 mit ihren Höhepunkten zwischen dem 16. und 17. Jahrhundert, einem der schrecklichsten Abgründe der Humanität, die sich im Laufe der Weltgeschichte je aufgetan haben.

Die 13 Exorzismen, die im Folgenden zu besprechen sein werden, lassen sich aufgrund der ausführlichen Protokolle, die damals über sie geführt worden sind, praktisch lückenlos darstellen. Das ist möglich, weil diese wortgetreuen, notariellen, oft viele hundert Druckseiten umfassenden Protokolle in der Bibliothèque Nationale in Paris aufbewahrt werden, und wir sie von dort in Form von Mikrofilmen bestellen konnten. Sie beziehen sich auf 13 psychisch gestörte Personen, 11 Frauen und Mädchen, einem Mann und einem Knaben (Ernst K. 1965).

Wesentlich für die Entstehungsmöglichkeit dieser 13 Exorzismen ist nun aber der politische Boden, auf dem sie gedeihen konnten. Sie fanden nämlich alle in den friedlichen Zeiten zwischen den 8 Hugenottenkriegen statt, also zwischen dem ersten Frieden 1563 und nach dem letzten Frieden 1598. Es kam während dieser Zeit zu einer wachsenden Kriegsmüdigkeit und zur toleranten Annäherung zwischen den katholischen und den calvinistischen Bevölkerungsteilen Frankreichs. In den erwähnten Protokollen kommt die Behutsamkeit zum Ausdruck, mit der man vermied, der Gegenpartei in Glaubenssachen zu widersprechen, oder die unterschiedlichen exorzistischen Verfahrensmethoden polemisch gegeneinander auszuspielen.

Die Exorzisten stammten meist aus der Unterschicht. Die Symptome der Besessenheit manifestierten sich selten in massiver Form gleich zu Beginn des Leidens. Meist setzten sie flach wellenförmig ein mit Anzeichen von Rückzug oder Arroganz, Konfabulieren oder Querulieren, Depressivität oder Wahnhaftigkeit. Von der Familie zugezogene Ärzte erklärten sich regelmäßig als unzuständig. Kritisch wurde es, wenn der »Teufel« im Patienten aufgrund seiner bekannten hellseherischen Fähigkeit Drittpersonen als besessen oder »behext« denunzierte. Wenn dies geschah, wandte sich die Umgebung endlich an einen ausgewiesenen, anerkannten Exorzisten. Selten genügte hierfür der Dorfpfarrer; man wandte sich eher an einen Spezialisten in der Stadt.

Diese prominenten Geistlichen machten sich die Sache nun keineswegs leicht, sondern sie entfalteten einen enormen Einsatz; sie halfen z.B. persönlich bei der Pflege der schwierigen, selbst- und fremdgefährlichen Kranken; die notariellen Protokolle belegen, dass sie sowohl beim Patienten wie bei seinen Angehörigen eine ausführliche, bis in die Kindheit zurückreichende Anamnese erhoben.

Gefährlich wurde es, wenn bei der körperlichen Untersuchung das Leitsymptom der Besessenheit auftrat, nämlich die Unfähigkeit (bzw. der Widerstand) des Patienten, die geweihte Hostie zu schlucken. Das konnte den Exorzisten bewegen, eine Art Not-Hospitalisation anzuberaumen, nämlich einen sog. »Schluss-Exorzismus« in der Kathedrale der Stadt. Dies aber bedeutete einen publikumswirksamen Auftritt, der gelingen *musste*. So wurde denn in der überfüllten, lärmigen Kirche im Lauf eines ausführlichen Gottesdienstes den widerspenstigen Kranken die geweihte Hostie nötigenfalls mit Gewalt eingezwängt. Die kollektive Euphorie der Gemeinde trug das ihrige zum Gelingen der Zeremonie bei, und es kam beim Patienten zu einer Remission.

Diese war aber meist nicht von Dauer. Vielmehr folgten sich früher oder später Rezidive und weitere Remissionen in nicht berechenbaren Abständen. Aber lange Katamnesen fehlen: meist wurde eine erreichte Genesung zum Anlass genommen, die Akten zu schließen.

Wir müssen vorsichtig sein, wenn wir uns heute bei diesem Befund über die alten Exorzisten erheben. Habe ich doch selber als Assistent am Burghölzli in den 50er-Jahren wiederholt erlebt, dass begeisterte

Therapeuten der Réalisation-Symbolique-Schule bei wellenförmig verlaufenden Schizophrenien eine Remission zum Anlass nahmen, die Behandlung zu beenden, die Krankengeschichte abzuschließen und die dramatische, aber erfolgreiche Geschichte dieser Therapie schleunigst zu publizieren. Katamnesen dagegen wurden nie publiziert. Sie offenbarten sich lediglich den Ungläubigen unter den Kollegen auf ernüchternde Weise innerhalb einiger Monate, so dass Manfred Bleuler die Förderung dieser Psychotherapiemethode schließlich einstellte.

Die Psychiatriegeschichte vom 16. bis zum 19. Jahrhundert hat zwar viele anregende Theorien über die psychischen Krankheiten, ihre Ursachen und ihre Heilungschancen gebracht. Die Autoren erlangten akademisches Ansehen und tauschten ihre Erfahrungen wissenschaftlich aus. Man suchte die brutalen Zwangsmittel bei erregten Kranken durch mildere Maßnahmen zu ersetzen und diskutierte engagiert die Vor- und Nachteile der Bettbehandlung im Vergleich mit denjenigen der Arbeits- und Beschäftigungstherapie. Aber zu eigentlichen Durchbrüchen kam es erst in der zweiten Hälfte des 20. Jahrhunderts, einerseits durch die modernen Neuroleptika, andererseits durch die Sozialpsychiatrie. Deshalb bringt das nächste Kapitel jetzt ein Beispiel einer psychiatrischen Revolution.

3.6 Der englische Astrologe Richard Napier

Dieser reiche anglikanische Pfarrer litt seit seiner Amtseinsetzung an quälenden Glaubenszweifeln. 1590 gab er deshalb seine angesehene Stelle in Oxford auf und zog sich in eine astrologische und alchimistische Privatpraxis in Buckinghamshire zurück. Dort war er bis zu seinem Tod 1634 tätig (Mac Donald 1981; Ernst C., Ernst K. 1985).

Er hat rund 60 000 ausführliche Krankengeschichten hinterlassen. Sie sind so ausführlich und so klar geschrieben, dass der heutige Leser 2034 Fälle identifizieren kann, bei denen sich heute eine plausible Diagnose nach ICD-10 stellen lässt. Und zwar finden sich unter diesen Patienten eindeutige Demenzen, Intelligenzminderungen, Depressionen, Zwangskrankheiten und Schizophrenien.

Die beträchtliche Fallzahl dieser jahrzehntelangen Praxistätigkeit erlaubt sogar gewisse epidemiologische Befunde. So finden sich unter den psychisch Kranken gut ein Drittel mehr Frauen als Männer. Das entspricht sowohl der transkulturellen wie der historischen Konstanz, welche die psychiatrische Epidemiologie auszeichnet (Lit. bei Ernst K. 2001, S. 23–27). Es gibt aber noch zwei ethische Kriterien, deretwegen wir Richard Napier nicht ungern als Kollegen betrachten: einmal behandelte er die Armen unter seinen Patienten nicht selten gratis oder er gab ihnen zinsfreie Darlehen. Sodann aber gewährte ihm sein Gewissen eine selbstkritische Wahrheitsliebe den eigenen Erfolgen gegenüber: traf der Behandlungserfolg bei einem Kranken nämlich entgegen der eigenen astrologischen Prognose nicht ein, so findet sich in der Krankenakte an der betreffenden Stelle die Randbemerkung: »not so«. Wir wünschen diese innere Unbestechlichkeit allen unseren forschenden Kollegen.

3.7 Geisteskrankheit ohne psychiatrische Institution

Im Gegensatz zu den meisten anderen Schweizer Kantonen verfügte der Kanton Fribourg 1875 immer noch nicht über eine psychiatrische Anstalt für die damals 111 000 Einwohner. Klagen aus der Bevölkerung veranlassten schließlich die Regierung, eine Expertise betr. den voraussichtlichen Bettenbedarf einer solchen Institution in Auftrag zu geben. Das Gutachten wurde schließlich durch einen emeritierten französischen Anstaltsdirektor abgeliefert (Cailleux Girard de: Rapport etc., S. 422, Bulle 1878; Ernst K. 1983).

Der Experte machte sich die Aufgabe keineswegs leicht. Von Gemeinde zu Gemeinde besuchte er die Gesundheits- und Ordnungsbehörden des gesamten Kantons ausnahmslos, bis er annehmen konnte, alle psychisch schwerkranken bzw. grob auffälligen Personen gesehen zu haben. Von allen Personen erhob er einen Status, welcher ausführliche Vorgeschichte, körperlichen und psychischen Zustand, Unterbringung, Angehörige und andere Bezugspersonen, soziale Verhältnisse und allfällige Behandlungsmaßnahmen umfasste.

Nach drei Jahren hatte er schließlich 164 Geisteskranke untersucht, 147 zuhause und 17 in Allgemeinspitälern. Wie beim Astrologen Napier zeigt sich auch hier, dass sich die Diagnosen aufgrund der Beschreibung nach der heutigen Fachsprache benennen lassen: der Experte fand 69 Schizophrenien, 28 mono- und bipolare Affektpsychosen, 28 Oligophrenien und 39 Störungen anderer Art, darunter vor allem Demenzen. Der Chronifizierungsgrad war bedeutend höher als er bei Bevölkerungs-Stichproben in psychiatrisch »normal« versorgten Regionen zu finden ist. Der schon von Richard Napier festgestellte Frauenüberschuss findet sich auch in dieser Expertise wieder.

Aber das Besondere dieses Gutachtens liegt im Entsetzlichkeitsgrad der Bedingungen, unter denen die meisten dieser Kranken zuhause versorgt wurden. Vor allem die Schizophrenen, die Affektpsychotischen mit Betonung der manischen Zustände und die erethischen Schwachsinnigen hatten bereits über Jahre und Jahrzehnte unter schlimmsten Restraint-Bedingungen gelebt. Es fanden sich angebundene Kranke, denen es in einem Kuhstall auf die Streu regnete und die keinen Menschen sahen außer demjenigen, der ihnen das Essen hineinschob.

Die eingehendere Untersuchung zeigte jeweils, dass solche Zustände nicht auf die Unmenschlichkeit, sondern auf die Verzweiflung der Angehörigen zurückzuführen war: sie kannten in den vorwiegend ländlichen bis bäuerlichen Gegenden keine »Freizeit«, sondern nur die Arbeitszeit für das tägliche Brot vom Morgen bis zum Abend; und sie hatten nur Bedrohliches von ihren Kranken erlebt, wenn sie ihnen freiheitlichere Lebensverhältnisse zu ermöglichen versuchten. Ähnliche Umstände führten andernorts sommers und winters zur Krankenversorgung in Kellerverliesen oder Dachverschlägen.

De Cailleux schreibt dazu: »Diese Zustände haben im Grunde nichts Erstaunliches an sich, wenn man an die jammervolle Situation der Familien denkt, die fernab von jeder Hilfe durch Wissenschaft,

Kunst und Gebäulichkeiten von einem solchen Unglück betroffen worden sind.« Aus diesem Satz lässt sich heute vielleicht eine gewisse – damals verbreitete – Überschätzung der »Heil«-Anstalt heraus hören. Psychopharmaka und eine umfassende Sozialpsychiatrie waren damals noch nicht vorstellbar. Und so etwas wie den begeisterten psychiatrischen Aufschwung in Italien hundert Jahre später konnte De Cailleux noch nicht ahnen. Aber die von ihm vorgeschlagene Anstalt in Marsens erwies sich schon bald als – überfüllt.

3.8 Die psychiatrische Reform in Italien

1990, im Anschluss an meine Pensionierung, habe ich als Assistenzarzt während 5 Monaten in einer psychiatrischen Klinik des Ordine Ospedaliero Fatebenefratelli in Brescia in der Lombardei gearbeitet (Ernst K. in Ciompi und Heimann 1991). In Italien hatte damals vor bereits 12 Jahren eine Revolution der psychiatrischen Institutionen begonnen. Die berühmte »legge 180« hatte nämlich bereits ab 1.1.1979 von einem Tag auf den anderen die gesamte Struktur der psychiatrischen Versorgung umgestaltet; die alten, riesigen, verwahrlosten Irrenanstalten durften von einem Tag auf den anderen keine Patienten mehr aufnehmen oder wiederaufnehmen. Sie sollten vielmehr unter dem Namen »Ex-Ospedali« aussterben. An ihrer Stelle waren die folgenden neuen Einrichtungen zu schaffen: 1. Psychiatrische Aufnahmeabteilungen an den bestehenden Allgemeinspitälern. Diese Abteilungen durften höchstens 15 Betten umfassen. Sie durften, wenn nötig, geschlossen geführt werden. 2. Psychiatrische Ambulatorien, und 3. beschütztes Wohnen, vom Kleinheim bis zum Besuchsdienst für Alleinstehende (Ernst K. 2001).

Dieses radikal neue Versorgungssystem wäre nicht denkbar gewesen ohne das Wirken des weltberühmten venezianischen Psychiaters bzw. Antipsychiaters Franco Basaglia. Seit den frühen 60er-Jahren polemisierte er begeistert gegen die herrschende Psychiatrie. Er verurteilte die Behandlung durch die Medizin, weil die Therapie allein durch die demokratische Gesellschaft und durch verständigen Zuspruch in Gruppensitzungen zu gewährleisten sei. Diese hoffnungsvolle Sichtweise wurde – nicht nur in Italien – sehr populär und beeinflusste auch die »Spät-68er« unter den Politikern.

Bei meiner Arbeit in Brescia wurde mir klar, dass die berühmte legge 180 zweierlei nicht geregelt hatte: nämlich sowohl die Patientenrechte wie auch die Rolle der nichtstaatlichen Ordenskliniken, der katholischen Ospedali convenzionati. Die Patientenrechte waren weder betr. Klinikeinweisungen noch betr. Zurückhaltung entlassungswilliger Patienten gesetzlich geregelt. Deshalb mussten die einschlägigen Entscheide zwischen den überfüllten Abteilungen am Allgemeinspital und den verzweifelten Angehörigen von Fall zu Fall ausgehandelt werden.

Aber das zweite, vom Gesetz übergangene Problem, nämlich die Rolle der Ordensspitäler, betraf nun direkt meinen Arbeitsplatz am Sacro Cuore. Und zwar zeigte es sich sehr rasch, dass dieses Problem sich weder für die Klinik noch für die Patienten noch für mich nachteilig auswirkte, sondern vor allem positiv. Die religiöse Ordensleitung vermittelte nämlich das Bewusstsein, vom Staat mit seinen quantitativ völlig ungenügenden, dauernd überfüllten Abteilungen ebenso wie von der Bevölkerung als unersetzlicher Partner anerkannt worden zu sein. Das war ein starkes Motiv zur Aufwertung der eigenen Verantwortung und des eigenen Rufes.

Dabei waren ja nur die Verwaltungsdirektoren der Kliniken Ordensgeistliche – diese allerdings von hervorragender Allgemeinbildung und Welterfahrung (der Orden führte 180 Spitäler in fünf Kontinenten). Die Ärzte waren meist im Belegarztsystem verpflichtet, das pflegerische Personal bestand aus Laien, die aber vom allgemeinen Begeisterungsschub mitgerissen waren. Der freundliche, zusprechende Umgangsstil mit ihren meist chronischkranken Patienten ist mir unvergesslich geblieben.

3.9 Unerwartete sozialpsychiatrische Aspekte in der Ex-DDR

1993 habe ich – in analoger Weise wie in Italien – im Sächsischen Krankenhaus für Psychiatrie in Arnsdorf bei Dresden mitgearbeitet (Ernst K. 1994). Die damals noch augenfälligen Armutsfolgen aus der DDR-Zeit kann man sich besser vorstellen, wenn man das große Geschichtswerk von Sonja Süß (1998) gelesen hat. Der geheime Gilgamesch-Nachfolger, der in der alten DDR für einen Rekord bei der gemeindenahen Wiedereingliederung der Klinikentlassenen chronischkranken Patienten sorgte, war hier der Staat selber. Es war es allerdings keineswegs aus psychiatrischen Gründen, sondern aus deutscher Ordnungsliebe: der klinikentlassene Patient sollte dorthin zurückkehren, wohin er gehörte. Mehrere Leipziger Dissertationen unter Prof. Bach zwischen 1981 und 1991 haben gezeigt, dass 85–88% dieser Kranken dorthin – und nach Rezidiven immer wieder dorthin an den selben Arbeitsplatz – zurückkehrten, an den sie »gehörten«, während im selben Jahrzehnt die meisten Entlassenen der Psychiatrischen Universitätsklinik Zürich ihre Arbeitsstelle jeweils bereits irreversibel verloren hatten. Im Ordnungsstaat DDR scheint sich unerkannt ein Hauch des hilfreichen Gilgamesch-Archetyps manifestiert zu haben. Man kann das mit ambivalenten Gefühlen zur Kenntnis nehmen. Aber es wäre unbedarft, wenn in unserem Kopfschütteln nicht eine Prise Bewunderung mitschwingen würde. – Damit komme ich zu einem Beispiel aus einem Bundesland der heutigen BRD.

3.10 Psychiatrische Qualitätskontrolle heute im Bundesland Sachsen-Anhalt

Der jährliche Bericht des »Ausschusses für Angelegenheiten der psychiatrischen Krankenversorgung« ist nun zum 10. Mal (2002/2003) erschienen. Wie immer haben seine sechs Besuchskommissionen psychiatrische (vorwiegend stationäre) Institutionen besucht und auf ihre Behandlungsqualität untersucht. Die Kommissionen bestehen aus psychiatrisch und pflegedienstlich ausgebildeten Mitgliedern. Die Mehrzahl der Beurteilungen lautet befriedigend bis gut, eine Minderzahl kritisch. Für das Personal der betroffenen Institution und ihren Chefarzt ist es jedenfalls unangenehm, wenn es folgendes zu lesen kriegt – im Bewusstsein, dass der betreffende Bericht publiziert wird und jedermann ihn einsehen kann:

»Die durchschnittliche Behandlungsdauer von 19 Tagen erscheint zu kurz … Erschwerend kommt hinzu, dass die Entgiftungsbehandlungen und die Rehabilitation nicht in einer Hand liegen«… »Ein Rückschritt ist im Bereich der Kinder- und Jugendpsychiatrie zu beklagen.«… »Schleppende Enthospitalisierung … unakzeptable räumliche Bedingungen«… »Die sanitären Anlagen sind katastrophal«… »Die Unterbringungsbedingungen sind menschenunwürdig«… »Die Abschiebepraxis ist fatal«.

Hier wird allen Bürgerinnen und Bürgern klar, wo der zentral Verantwortliche für die psychiatrische Qualitätskontrolle des Landes sich befindet: er sitzt im Landesamt für Versorgung und Soziales in Halle an der Saale. Es dürfte kein Zufall sein, dass in Deutschland ausgerechnet ein ehemaliger DDR-Staat diese Leistung – nämlich eine *maximale Offenheit* gegenüber seinen Mitbürgern in Bezug auf seine psychiatrischen Institutionen – zustande gebracht hat.

Demgegenüber hat der Schreibende 1968–1970 in einer kantonalen psychiatrischen Klinik seines Kantons zusammen mit seinem Chefarzt-Kollegen erfahren müssen, dass Chronischkranke monate- bis jahrelang in Isolierzellen ohne Abstellfläche und Lampe und ohne Deckel und Wasserspülung für das Klosett lebten, dass mobile Patienten ohne Unterhosen arbeiteten und ohne Nachthemd bzw. Pyjama schliefen und dass Schwerkranke zuweilen am Morgen tot auf dem Boden ihrer Zelle gefunden wurden.

Die regierungsrätliche Aufsichtskommission besuchte wohl an Festtagen die Klinik, kritisierte aber nie etwas. Und eine Aufsichtskommission, die ihre Kritik jährlich veröffentlicht hätte, konnte man sich schon gar nicht vorstellen. Die beiden Chefärzte sahen sich deshalb gezwungen, mit einer eigenen Darstellung der katastrophalen Zustände an die Öffentlichkeit zu treten (Ernst K., Stoll 1970), was endlich zu einigen Verbesserungen führte.

3.11 Fazit

Zwischen den Philosophen und den Psychiatern besteht seit jeher ein gewisses Unbehagen oder wenigstens eine Art Vorbehalt gegen das, was dem Anderen Wichtig ist. Das erstaunt vielleicht, weil ja die antiken Philosophen als Vorläufer der Psychotherapeuten gelten. Aber eine deutlich ausgesprochene und grundsätzliche Kritik an der Psychiatrie hat erstmals der französische Philosoph Michel Foucault in seiner »Histoire de la Folie« 1972 sowie in späteren Werken geäußert. Foucault hält die psychiatrischen Erkrankungen für die Begleiterscheinungen oder die Folgen des Macht- und Ordnungsstrebens der gesellschaftlichen Oberschicht und ihrer psychiatrischen Anstalten.

So weit gehen die heutigen Historiker kaum mehr. Sie übernehmen von Foucault lediglich den Begriff der »Disziplinierung« und wenden ihn auf die Zwangsmaßnahmen in der Klinik an. Dies, obwohl nach Brockhaus und Duden »Disziplinierung« für Gesunde (Schüler, Soldaten, Untergebene) in Frage kommt und nicht für Kranke; und obwohl die Zwangsmaßnahmen in der Regel der momentanen Wahl des geringsten Übels durch das Personal entsprochen haben und deshalb keinen Tadel verdienen.

Man sollte diese Spannung nicht beseitigen wollen. Eine ringsum unangefochtene Psychiatrie wäre unheimlich. Denn »Was hilft die Weltgeschichte dem Psychiater?« Sie hilft ihm, sich in seinem beruflichen Handeln durch eine kritisch beobachtende Umgebung nicht vom Patienten ablenken zu lassen. Das ist die praktisch relevante Antwort auf die Titelfrage.

Literatur

Ackerknecht Erwin H.: Kurze Geschichte der Psychiatrie. Enke, Stuttgart 1957/1985

Cailleux Girard de: Rapport à la direction de l'Interieur du Canton de Fribourg. Bulle 1878, S. 422

Chantal Johanna Franziska von: Briefe an Franz von Sales. Franz-Sales-Verlag, Eichstätt und Wien 1961

Dreschner K.: Abermals krähte der Hahn. Günther Verlag, Stuttgart 1968

Ehrhardt H.: Euthanasie und Vernichtung »lebensunwerten« Lebens. Enke, Stuttgart 1965, S. 37

Ernst C.: Teufelsaustreibungen. Die Praxis der katholischen Kirche im 16. und 17. Jahrhundert. Hans Huber, Bern 1972

Ernst C., Ernst K.: Psychiatrische Patienten um 1600. Richard Napier, Geistlicher, Astrologe und Arzt. NZZ 22./23.6.1985; S. 70

Ernst K.: Die psychiatrische Klinik heute und morgen: Ein Vergleich zwischen Italien und der Schweiz. In: Ciompi L. und Heimann H. (Hrsg.): Psychiatrie am Scheideweg. Springer Berlin 1991, S. 41–55

Ernst K.: Psychiatrische Versorgung heute. 2. Aufl. Verlag Wissenschaft und Praxis, Sternenfels 2001

Ernst K.: Psychiatrie im Osten – im Jahre 3. Spektrum der Psychiatrie 3/1994, S. 82–86

Ernst K.: Exorzismen bei schizophrenieähnlichen Hysterien im 16. und 17. Jahrhundert. Antrittsvorlesung 1965

Ernst K.: Geisteskrankheit ohne Institution. Eine Feldstudie im Kanton Fribourg aus dem Jahre 1875. Schweiz. Arch. Neurol. Psychiat. 1983, S. 239–262

Ernst K., Stoll W.A.: Bericht über die pflegerischen Mängel in den Kliniken Alt- und Neu-Rheinau vom 20.1.1970, S.32

Foucault M.: Histoire de la Folie à l'âge classique. Gallimard, Paris 1972

Loyola Ignatius von: Die Exerzitien. Übertragen von Hans Urs von Balthasar. Johannes Verlag, Einsiedeln 1954

Loyola Ignatius von: Geistliche Briefe und Unterweisungen. Herder, Freiburg im Breisgau 1922

Mac Donald M.: Mystical Bedlam. Madness, anxiety and healing in 17th century England. Cambridge University Press, Cambridge 1981

Sales Franz von: Briefe an Johanna F. von Chantal. Franz-Sales-Verlag, Wien 1963

Süss S.: Politisch missbraucht: Psychiatrie und Staatssicherheit in der DDR. Links Verlag 1998, S. 773

Von Soden W (Hrsg.) Das Gilgamesch-Epos. Reclam, Stuttgart 1992

Der »fremde Blick«: Möglichkeiten und Grenzen der historischen Beschreibung einer psychiatrischen Anstalt

Jakob Tanner

4.1 »Fremder Blick« und interdisziplinäres Forschen – 46

4.2 Psychiatrische Praxis, Raum der Anstalt und gesellschaftliche Ordnung – 50

4.3 Die Konstellation der Aufklärung und ihre Langzeitwirkung – 56

4.4 Hintergrundrauschen und Bedeutungsproduktion – 59

Dieser Beitrag geht der Frage nach, was die Geschichtswissenschaft zur Analyse psychiatrischer Anstalten beitragen kann. Ausgangspunkt ist eine Kontroverse: *Auf der einen Seite* wird davon ausgegangen, dass die historische Disziplin mit ihrer Spezialisierung auf Quellenkritik, quantitative und qualitative Untersuchungsmethoden und narrativen Verfahren ganz selbstverständlich auch für die Geschichte verschiedenster Aspekte der Psychiatrie prädestiniert ist. *Auf der anderen Seite* wird ihr genau diese Kompetenz mit dem Argument abgesprochen, Psychiatrie sei eine professionelle wissenschaftliche Praxis, zu der sich Historiker, welche diese spezialisierte Ausbildung nicht durchlaufen hätten, kaum zufrieden stellend äußern könnten, weil ihnen eben die »Binnensicht« des Phänomens und das entsprechende Problemverständnis abgehe. Aus dieser unterschiedlichen Beurteilung resultier(t)en sowohl Spannungen wie auch Synergien zwischen Geschichtswissenschaft und Psychiatrie. Eine für beide Seiten fruchtbare Kooperation, die es anzustreben gilt, basiert auf einer Reihe von Voraussetzungen, die in einem *ersten Teil* dargestellt werden. Daraufhin werden im *zweiten Teil* einige Autoren eingeführt, die – auf unterschiedliche Weise – Analogien und Unterschiede zwischen Gesellschaftsordnung und psychiatrischen Anstalten herausgearbeitet haben. Ausgehend von diesen Überlegungen zeichnet der *dritte Teil* einige Grundlinien der historischen Entwicklung der Psychiatrie seit der Aufklärung nach. Der *vierte* (abschließende) *Teil* skizziert ein Modell zur Beschreibung der Wahrnehmungsmuster und Kommunikationsprozesse innerhalb jener Einrichtungen, die früher »Irrenhäuser«, später »Anstalten für Geisteskranke« und heute »psychiatrische Kliniken« genannt werden.

4.1 »Fremder Blick« und interdisziplinäres Forschen

Historikerinnen und Historiker verwenden bei der Analyse der psychiatrischen Profession, ihrer Konzepte und Kliniken eine andere Sprache als Psychiater. Geschichtsschreibung versucht, die Fachterminologie und die professionelle Praxis psychiatrischer Experten selber in ihrer Zeitbedingtheit, in ihrer Abhängigkeit von wandelbaren Aufgabenstellungen, institutionellen *settings* und kognitiven Schemata zu analysieren. Sie bringt also eine Perspektive ins Spiel, die in der Psychiatrie selbst nicht vorgesehen ist. Diese Interpretationsperspektive wird häufig fälschlicherweise mit dem Anspruch verwechselt, Geschichtswissenschaft wolle die sich verändernden praktischen und theoretischen Konzepte der Psychiatrie von außen her gleichsam »objektiver« beschreiben, als dies aus der Binnensicht der Akteure – der Ärzte, des Personals, der Insassen von Anstalten – der Fall ist. Eine solche Meta-Ebene der Interpretation existiert indessen nicht. Vielmehr gilt, dass jede Sichtweise Erkenntnismöglichkeiten öffnet, zugleich aber Wahrnehmungsbeschränkungen aufweist. Es gibt keinen Blick ohne blinden Fleck. Die historische Optik sensibilisiert allerdings für Aspekte, die sonst unterbelichtet bleiben würden. Eine historische Analyse der Entwicklung des psychiatrischen Theorie- und Praxisfeldes ist deshalb auch nützlich, um die aktuellen Herausforderungen zu reflektieren, mit denen sich die Psychiatrie – nicht nur aufgrund des institutionellen Wandels, sondern auch in Politik und Öffentlichkeit – konfrontiert sieht.[1]

Historikerinnen und Historiker werfen einen »fremden Blick« auf psychiatrische Institutionen.[2] Das Motto von Karl Krauss »Nur in der Fremde ist der Fremde ein Fremder« macht deutlich, dass solche Fremdheitserfahrungen einen Exkurs in nicht heimisches Gebiet und damit einen interdisziplinären Dialog und die Fähigkeit zur Selbstverunsicherung voraussetzen. Wer immer nur zuhause bleibt, für den mag die Welt vielleicht in Ordnung bleiben. Wissenschaftlich ist das

---

1 Aus einer politisch-öffentlichen Auseinandersetzung in Stadt und Kanton Zürich ging auch folgender, unter der Leitung von Marietta Meier und Jakob Tanner entstandene Bericht hervor: Marietta Meier/Gisela Hürlimann/Brigitta Bernet, Zwangsmaßmahmen in der Zürcher Psychiatrie 1870–1970. Bericht im Auftrag der Gesundheitsdirektion des Kantons Zürich (mit einem Schlusswort von Jakob Tanner), Zürich 2002.

2 Ich folge hier den Ausführungen von Marietta Meier in diesem Band.

uninteressant. Zudem gibt es in der Psychiatriegeschichte interessante Vorbilder für eine historisch-anthropologische Betrachtungsweise, die man auch etwa unter dem Motto »Besuch bei einem fremden Stamm« thematisiert hat. So widmete Erwin H. Ackerknecht seine Ende der 1950er-Jahre verfasste »Kurze Geschichte der Psychiatrie« der Anthropologin und Boas-Schülerin Ruth Benedict. Er hat dieses Buch mit einer »Ethnologischen Vorbemerkung« versehen, worin er schreibt: »Wenn wir annehmen müssen, dass Geisteskrankheit in ihrem Vorkommen und ihrer Definition von gesellschaftlichen Verhältnissen abhängt, dann müssen natürlich die Geisteskrankheiten in Form und Umfang von Stamm zu Stamm, von Kultur zu Kultur, von Zivilisation zu Zivilisation variieren. Das ist auch tatsächlich der Fall.«[3]

In dieser Feststellung kommt ein Kulturrelativismus zum Ausdruck, der sich mit dem Verlust universeller Selbstgewissheit und der Krise der bürgerlichen Lebensformen zu Beginn des 20. Jahrhunderts abzeichnete[4] und der neue Einsichten in die Bedeutung von Institutionen freisetzte, die von der angelsächsischen Kulturanthropologie der Nachkriegszeit theoretisch vertieft und verallgemeinert wurden. Eine kulturrelativistische Einstellung wird heute allerdings nicht – wie dies bei Ackerknecht noch der Fall ist – »Stämme« oder sonstige geschlossene Kulturen als Referenzgruppen für eine kulturvergleichende Betrachtung wählen, sondern solche Kollektividentitäten in ihrer kulturellen Konstruiertheit und Veränderbarkeit analysieren. Dabei kann sie sich auf Methoden interkultureller Kommunikation stützen, die »das Fremde« weder zum Vornherein »nostrifizieren«, d.h. im Eigenen assimilieren, noch »das Andere« als das Unverständliche, Inkommensurable exotisieren oder dämonisieren. Vielmehr ist davon

---

[3] Erwin H. Ackerknecht, Kurze Geschichte der Psychiatrie, Stuttgart: Ferdinand Enke Verlag 1985, S. 5. (zitiert aus dem hier mitabgedruckten Vorwort der Ausgabe von 1957).

[4] Volker Roelcke, Krankheit und Kulturkritik. Psychiatrische Gesellschaftsdeutungen im bürgerlichen Zeitalter (1790-1914), Frankfurt a.M./New York 1999.

auszugehen, dass in kulturellen Kommunikationsprozessen Eigenes und Fremdes simultan auftreten und sich vielfältig durchmischen: Menschen und kulturelle Gruppen sind nicht mit einer geschlossenen Identität, mit einem kohärenten Selbstbild ausgestattet, sondern sich in Vielem auch selber fremd.[5] Wird dieses Fremde im Eigenen nicht verdrängt, so kann es Grundlage dafür sein, das Eigene im Fremden zu erkennen. Dadurch wird eine neue Form gegenseitigen Verstehens möglich, in der Selbstverfremdung und Fremdverstehen gleichermaßen am Werk sind. Ein solcher transkultureller Aneignungsprozess ist allerdings nur als Unbestimmtheitsrelation zu fassen. Das heißt: Wenn Menschen ihr Eigenes selber nie ganz durchschauen können, kann das, was andere darin sehen, immer auch Teil des Selbstbildes werden, das wiederum für virtuelle Missdeutungen anfällig bleibt, die indessen eine Beziehung anregen und damit eine Veränderung des Eigenen und des Fremden zugleich in Gang setzen können.[6]

Ein solcher dynamischer Zugang zum Problem der interkulturellen Kommunikation, der eine starre Entgegensetzung von Eigenem und Fremdem aufbricht, macht deutlich, dass es immer verschiedene Blickrichtungen und Interpretationsmöglichkeiten gibt. Die Geschichtswissenschaft bringt nun an dieser Stelle Machtstrukturen und asymmetrische Beziehungen ins Spiel. Das, was »der Fall« ist, lässt sich als Resultat von Definitionskämpfen, von Auseinandersetzungen zwischen verschiedenen Sichtweisen darstellen. Auch in demokratischen Gesellschaften erweist sich dieser Deutungspluralismus – der zentral für ihr Funktionieren ist – als »vermachtet«, d.h. in sozialen Situationen und Handlungskontexten herrscht meist keine symmetrische Interaktion, sondern es gibt eine oft eklatante Ungleichheit in

---

5 Julia Kristeva, Fremde sind wir uns selbst, Frankfurt a.M. 1990; Stephen Greenblatt, Wunderbare Besitztümer. Die Erfindung des Fremden. Reisende und Entdecker, Berlin 1994.

6 Seyla Benhabib, The Claims of Culture. Equality and Diversity in the Global Era, Princeton 2002; Sebastian Conrad/Shalini Randeria (Hg.), Jenseits des Eurozentrismus. Postkoloniale Perspektiven in den Geschichts- und Kulturwissenschaften, Frankfurt a.M. 2002

Bezug auf das »symbolische Kapital«, die materiellen Ressourcen und – zusammenfassend – die gesellschaftliche Stellung der Akteure, die an Definitionskämpfen und Deutungskonflikten beteiligt sind. Daraus ergibt sich auch, dass bestimmte Individuen und Gruppen nicht oder nur wenig in der Lage sind, ihre Version der Dinge zur Geltung zu bringen, während andere eine hegemoniale Deutungsmacht aufbauen können, welche auch die öffentliche Meinung dominiert. Erst wenn solche Asymmetrien in die Analyse einbezogen werden, kann angemessen verstanden werden, was Professionalität und Expertentum ausmacht und wie Institutionen funktionieren bzw. »denken«.[7]

4.2 Psychiatrische Praxis, Raum der Anstalt und gesellschaftliche Ordnung

Generalisierende, auf die Kategorien der Macht und Ungleichheit sensibilisierte Interpretationen zum Funktionieren von Anstalten wurden von einer ganzen Reihe von sozialwissenschaftlichen Autoren vorgelegt. Im Folgenden wird kurz auf Max Weber, Erving Goffman und Michel Foucault eingegangen. Der historisch ausgerichtete Soziologe Max Weber wurde vor allem in der Sozialgeschichte der 60er- und 70er-Jahre hoch gehandelt. In seiner kurz vor dem Ersten Weltkrieg entstandenen, später weithin rezipierten Studie »Wirtschaft und Gesellschaft« bezeichnet Weber die »Anstalt« zusammen mit dem »Verein« als die zwei »Verbände mit rational (planvoll) gesatzten Ordnungen«.[8] Eine »Anstalt« ist vor allem durch die Fähigkeit charakterisiert, ihre Ordnung durchzusetzen, d.h. dafür zu sorgen, dass sie »innerhalb eines angebbaren Wirkungsbereiches jedem (…) oktroyiert werden« kann.[9] Für Weber ist nun »vor allem der Staat nebst allen seinen hete-

[7] Mary Douglas, Wie Institutionen denken, Frankfurt a.M. 1991.

[8] Max Weber, Wirtschaft und Gesellschaft: die Wirtschaft und die gesellschaftlichen Ordnungen und Mächte Tübingen1999, S. 165.

[9] Ebenda S. 164.

rokephalen Verbänden« der Inbegriff einer Anstalt. Der Staat ist ein Gebietsverband, der innerhalb seiner Grenzen Ordnung oktroyiert. Dies kann er deshalb erfolgreich tun, weil »der gewaltsame Rechtszwang Monopol der Staatsanstalt« ist.[10] Garantiertes Recht, das sich – im Unterschied zu einem rein logischen und widerspruchsfrei aufgebauten System von Rechtssätzen – auf das »tatsächliche Handeln der Menschen« bezieht, das also »einen Komplex von faktischen Bestimmungsgründen realen menschlichen Handelns« bezeichnet, ist auf »die Existenz eines Erzwingungs-Stabes« gegründet.[11] Als Soziologe beginnt Max Weber seine Analyse der Zwangsmaßnahmen nicht mit einem wertenden Vorurteil, sondern mit einem analytischen Konzept. Es geht nicht um die Frage, ob Zwang gut oder schlecht ist, sondern in welchen Funktionszusammenhängen er sich als unabdingbar erweist.

Trotzdem wohnt dem Zwangsbegriff auch bei Weber eine normative Ambivalenz inne, die aus einem Dilemma resultiert: *Einerseits* ist Zwang notwenig, um das Funktionieren rechtlicher Institutionen zu gewährleisten, *andererseits* besteht vom aufklärerischen Gedankengut her zwischen Zwang und Autonomie ein Spannungsverhältnis – aber eben keineswegs nur in Bezug auf die Psychiatrie, sondern auf die ganze Gesellschaft mit ihren unterschiedlichen Institutionen. Es ist das von Thomas Hobbes beschriebene Leviathan-Dilemma, das ein Ergänzungsverhältnis zwischen starker Staatsgewalt und friedlicher Bürgerexistenz unterstellt, das hier sichtbar wird und mit dem die Gewaltdimension eines Sozialverbandes gleichsam in die Aufklärung hereinbricht. Der mündige, vernünftige Bürger wird dadurch mit einer Macht konfrontiert, die er deswegen nicht voll kontrollieren kann, weil sie seiner eigenen politischen Existenzweise vorausgesetzt ist. Die Weber'sche Konzeption von Zwang geht damit von einer hintergründigen strukturellen Homologie zwischen Anstalt und Gesellschaft aus, die sich gerade auch im Bereich der Psychiatrie aufzeigen

---

10 Ebenda S. 165.

11 Ebenda bzw. Drs., Soziologische Grundbegriffe, Tübingen 1984, S. 59.

lässt. Die arbeitsteilige Spezialisierung und selektive Professionalisierung, die seit dem ausgehenden 18. Jahrhundert zur Ausdifferenzierung der modernen psychiatrischen Anstalt geführt hat, führt zu einer auf spezifischen Ähnlichkeiten basierenden Komplementarität zwischen Anstalt und Gesellschaft.

Stärker das antagonistische Verhältnis und den Widerspruch zwischen Anstalt und Gesellschaft betont Erving Goffman mit seinem Begriff der »totalen Institution«.[12] Goffman definiert dieses Konzept breit und subsumiert darunter Einrichtungen von Altersheimen, Armenasylen und Irrenhäusern über Gefängnisse, Zuchthäuser, Kriegsgefangenen- und Konzentrationslagern bis hin zu Kasernen, Stützpunkten, Abteien, Klöstern und Konventen. In einer »totalen Institution« gibt es markante Übergangsriten zwischen Draußen und Drinnen; innerhalb des institutionellen Gefüges besteht eine »fundamentale Trennung zwischen einer großen, gemanagten Gruppe, treffend ›Insassen‹ genannt, auf der einen Seite, und dem weniger zahlreichen Aufsichtspersonal auf der anderen.«[13] Zwischen diesen beiden Gruppen gibt es zwar ein gewisses Maß an Kommunikation, der Kontakt bleibt jedoch beschränkt, was wiederum dazu beitragen kann, »die antagonistischen Stereotypen aufrechtzuerhalten«.[14] Dabei ist dieser interne Antagonismus hierarchisch angelegt. Die Führung der Institution zielt im Endeffekt auf den »Verlust der Identitäts-Ausrüstung« und eine Zerstörung der »Handlungsökonomie« der Insassen.[15] Aufgrund der autoritären Regulierung der totalen Institution ist eine »dauernde bewusste Anstrengung, um nicht in Schwierigkeiten zu geraten« erforderlich. Die Konzentration der Definitionsmacht auf Seiten der Direktion beeinflusst und instrumentalisiert den Gebrauch der Sprache auf Seiten der Insassen; auch die vertikalen Kommunika-

---

[12] Erving Goffman, Asyle. Über die soziale Situation psychiatrischer Patienten und anderer Insassen, Frankfurt a.M. 1973 (erstmals 1961).

[13] Ebenda. S. 18.

[14] Ebenda S. 20.

[15] Ebenda S. 31 und 47.

tionsbeziehungen werden dadurch in spezifischer Weise reduziert und deformiert. Goffman typologisiert die Strategien, die Insassen wählen können, in vier Rubriken: *erstens* »Rückzug aus der Situation« (Desinteresse, Apathie), *zweitens* »kompromissloser Standpunkt« (Verweigerung der Zusammenarbeit), *drittens* »Kolonisierung« (Aufbau einer möglichst zufriedenen Existenz) und *viertens* »Konversion« (Übernahme der Deutungsmuster der Führung und der Rolle des perfekten Insassen).[16]

Wichtig ist Goffmans These eines überlebenssichernden »Unterlebens einer öffentlichen Institution«, das in verschiedensten Formen einer »sekundären Anpassung« besteht. Im Unterschied zur primären Anpassung, bei der es darum geht, Nutzen aus einer Institution zu ziehen, indem man ihre Zielsetzungen unterstützt und mitträgt, ist unter sekundärer Anpassung ein Verhalten zu verstehen, »bei welchem das Mitglied einer Organisation unerlaubte Mittel anwendet oder unerlaubte Ziele verfolgt, oder beides tut, um auf diese Weise die Erwartungen der Organisation hinsichtlich dessen, was er tun sollte und folglich was er sein sollte, zu umgehen.«[17] Dieses »Unterholz der sekundären Anpassungsmechanismen«, die sowohl zerstörerische wie auch gemäßigte Formen annehmen können, trägt nun durchaus »zu Stabilität der Organisation« bei, d.h. anders als in einer politischen Auseinandersetzung entfalten sie im Rahmen einer »totalen Institution« keine widerständige Eigendynamik, mit der institutionelle Änderungen erzwungen werden könnten.[18] Die Anstalt reproduziert somit ihre eigenen Bestandesvoraussetzungen im Verlauf der Zeit, und die Tatsache, dass sie dabei einem Wandel ausgesetzt ist, lässt sich nicht auf interne Konfliktaustragung und Kompromissbildung zurückführen.

Kritik an diesem Konzept der »totalen Institution« hat Michel Foucault in seinen 1973 und 1974 am *Collège de France* gehaltenen

---

[16] Ebenda S. 65.

[17] Ebenda S. 185.

[18] Ebenda S. 194ff.

Vorlesungen geübt. Seine eigenen Studien aus den 60er-Jahren teilweise kritisierend, lehnt er insbesondere den Begriff der »Institution« ab, der ihm zu statisch erscheint und den er durch den Begriff eines »Machtdispositivs« ersetzt. Anstatt eine »totale Institution« als Analyserahmen vorauszusetzen, geht es Foucault um den Nachweis, dass diese – so Jacques Lagrange in einem Kommentar – »eine Antwort auf eine sich wandelnde historische Problematisierung« darstelle. Die psychiatrische Praxis kann auf diese Weise als Aspekt von Machttechniken dechiffriert werden, die an soziale und politische Strukturen zurückgebunden sind und die – so Foucault – eine »Rationalisierung der Verwaltung des Individuums« ermöglichen.[19] Zwischen »psychiatrischer Ordnung«, räumlicher Organisation der psychiatrischen Praxis und der architektonischen Infrastruktur unterstellt Foucault eine enge Homologie. Analog zu Goffman, dessen Arbeit er durchaus würdigte, geht Foucault von einer extremen Asymmetrie im psychiatrischen Praxisfeld und von einer »uneingeschränkten Macht« der »internen Instanz« der Klinik aus, die keinen Reziprozitätsanforderungen unterliegt. Die ärztliche Definitionsmacht ist zunächst dem Willen des Kranken entgegengesetzt; mit dem Hervorbrechen der Wahrheit, d.h. mit der Internalisierung der professionellen Deutung durch den Wahnsinnigen, gerät dieser auf den Weg der Heilung, d.h. er unterwirft sich der Autorität des Psychiaters, der innerhalb der Klinik die gesellschaftliche Normalität vertritt und durchsetzt.[20] Es war immer das Funktionieren der »Administration«, die den Vorrang hatte gegenüber der »Therapie«; Foucault thematisiert deshalb auch immer wieder die Diskrepanz zwischen der medizinischen Theorie und der psychiatrischen Praxis.[21]

Foucault und Goffman sind – unabhängig von den Differenzen, die zwischen ihnen bestehen – gleichermaßen kritisiert worden mit dem

---

[19] Jacques Lagrange, Situation du cours, in: Michel Foucault, Le pouvoir psychiatrique. Cours au Collège de France, 1973–1974, Paris 2003, S. 369.

[20] Michel Foucault, Le pouvoir psychiatrique, S. 12ff. und 171ff.

[21] Ebenda S. 177.

Argument, sie verträten *erstens* eine überzogene These einer »großen Einschließung« und *zweitens* eine empirisch unplausible antagonistische Konzeption der Psychiatrie. Tatsächlich lässt sich das psychiatrische Praxisfeld keinesfalls auf die großen Anstalten reduzieren und auch die Interaktionen innerhalb eines klinischen *settings* können kaum mit Kategorien wie »uneingeschränkte Macht« analysiert werden. Es gibt eine ganze Reihe von Studien zur Psychiatriegeschichte, welche die Problematik dieser pointierten Positionen und darauf basierende Fehlurteile nachweisen. Es zeigt sich etwa, dass psychiatrische Anstalten aus ganz unterschiedlichen Abteilungen bestanden, in denen signifikant andere Lebensbedingungen herrschten, dass diese Kliniken gegenüber der Gesellschaft viel durchlässiger waren als dies mit dem Begriff »totale Institution« unterstellt wird, dass es zudem weit verzweigte Formen einer dezentralen »Versorgung« gab und dass die psychiatrische Profession immer wieder in heftige Auseinandersetzungen verwickelt war. Sowohl Goffman wie Foucault haben, sofern man das zur Kenntnis nehmen will, auf solche Phänomene hingewiesen; Foucault spricht etwa von der »Heterogenität« psychiatrischer Anstalten und entwickelt empiriegestützte Differenzierungen an seinem panoptischen Modell. Wichtiger als dieser Hinweis auf Abstufungen im Bild des »Machtdispositivs« oder der »totalen Institution« ist allerdings die Einsicht, dass Goffman und Foucault – von jeweils anderen theoretischen Voraussetzungen her denkend – zentrale Argumente entwickelt haben, die auch in der heutigen Diskussion eine wichtige Rolle spielen müssen. Es ist auch für die aktuelle Psychiatriegeschichtsschreibung sinnvoller, bei solchen Theoretikern anzusetzen und sie mit quellenkritischen Methoden, differenzierenden Interpretationen und neuen Erklärungsmodellen zu konfrontieren, als sie »über Bord« zu werfen in der Meinung, man könne damit auch die Probleme loswerden, die sie aufgreifen und in zugespitzter Weise stellen.

4.3 Die Konstellation der Aufklärung und ihre Langzeitwirkung

Ausgehend von diesen theoretischen Überlegungen zur Anstalt wird im folgenden Kapitel ein kurzer problemorientierter Abriss über die Entwicklung der Psychiatrie seit dem ausgehenden 18. Jahrhundert gegeben. Die Aufklärung stellte eine Umbruchphase dar, in der sich die institutionellen Durchbrüche des 19. Jahrhunderts vorbereiteten. Zwar hatten sich schon vorher weltliche und kirchliche Instanzen mit der sogenannten »Blödigkeit des Hauptes« auseinanderzusetzen – doch die entsprechenden Bemühungen folgten vor der Aufklärung andern, nämlich religiösen Deutungsmustern. Der Wahnsinn war ein *factum brutum*, eine nicht weiter ergründbare Manifestation göttlichen Willens. Die Verrückten erwiesen sich gerade deshalb als etwas, was nicht perhorresziert werden musste, sondern einfach auch da war. Diese Sichtweise konnte mitunter in eine Art merkwürdiger »Gleichgültigkeit« (im doppelten Sinne von Gleichgültigkeit und Gleich-Gültigkeit) übergehen. So können wir im 17. Jahrhundert bei Pascal lesen (und Michel Foucault hat dieses Zitat an den Anfang seiner 1961 erschienen Studie »Wahnsinn und Gesellschaft« gestellt:) »Die Menschen sind so notwendig verrückt, dass nicht verrückt sein nur hieße, verrückt sein nach einer anderen Art von Verrücktheit.«[22]

Im 18. Jahrhundert sollte sich dieser Zustand ändern. Aus dem Wahnsinn wurde nun die »Geisteskrankheit«, die als prinzipiell heilbar betrachtet wurde. Für Deutschland hat die Historikerin Doris Kaufmann den Zusammenhang von Aufklärung, bürgerlicher Selbsterfahrung und der Entwicklung der Psychiatrie in anregender Weise analysiert. Die Autorin begreift die Aufklärung als »eine kulturelle und politisch-soziale Reformbewegung (...), die zugleich ein kollektiver Bewusstseinsprozess und Lernprozess war, an dessen Ende die bürgerlichen Schichten zum Bürgertum geworden waren, d.h. ihre Klassen-

---

[22] Michel Foucault, Wahnsinn und Gesellschaft: eine Geschichte des Wahns im Zeitalter der Vernunft, Frankfurt a.M. 1996.

identität gefunden hatten.«[23] Die neue Freiheit, die männliche Bürger im Zuge dieses politischen und soziokulturellen Wandels für sich erstritten, war nun allerdings auch mit einer fundamentalen Verunsicherung verbunden. Wenn das bürgerliche Subjekt – das »unsichtbare Selbst«, wie Immanuel Kant es nennen sollte – seine Identität ohne Verankerung in transzendenten Wertvorstellungen suchen musste, wurden Vernunft, Verstand und persönliche Perfektibilität in vielerlei Weise bedroht. Abgründige Träume und volatile Begierden konnten den Prozess individueller Selbstwerdung nachhaltig bedrohen.[24] Diese Gefahr betraf das Innere des Menschen. So schrieb 1794 der Aufklärer und Pädagoge Friedrich Pockels, der sich selber als »Erfahrungsseelenkundler« bezeichnete, über seinen von ihm so bezeichneten »Höllengang« in das Celler Zucht- und Irrenhaus: »Im Allgemeinen predigt dieses Haus die große Wahrheit, dass übertriebene Leidenschaften jeder Art die eigentlichen und vornehmsten Ursachen der größten Verstandeszerrüttungen sind, so gesund auch dabei dem äußern Anschein nach der Körper geblieben seyn mag.«[25] Damit ist der mentalitätsgeschichtliche Hintergrund bezeichnet, vor dem die »Irrenfrage« im letzten Drittel des 18. Jahrhunderts eine unerhörte Virulenz erhielt. Die bürgerliche Vernunft arbeitete sich gleichsam am Wahnsinn ab, sie gewann ihre Konturen durch Kontrastierung mit dem »Anderen der Vernunft«. Im triangulären Zirkel von Vernunft, Wahrheit und Wahnsinn konstituierte sich erstere durch Identifikation mit der zweiten, die wiederum die Absetzung von einer pathologisierten und damit verwissenschaftlichten Vorstellung des Wahnsinnigen voraussetzt.[26]

Diese Ausführungen zeigen, dass es, noch bevor sich die Parallelen zwischen psychiatrischen Anstalten und Gesellschaft nachweisen

---

[23] Kaufmann, Doris, Aufklärung, bürgerliche Selbsterfahrung und die »Erfindung« der Psychiatrie in Deutschland, 1770–1850, Göttingen 1995, S. 12f.

[24] Ebenda S. 21ff. und 283 ff.

[25] Zitiert nach: Ebenda S. 118 und 120.

[26] Michel Foucault, Der anthropologische Zirkel, Berlin 2003.

lassen, zu einer engen Verschränkung zwischen der Wahrnehmungsgeschichte der Geisteskrankheit und der Formierung bürgerlicher Sozialcharaktere kam. Eine solche Fragestellung geht nun keineswegs davon aus, wie dies häufig fälschlicherweise angenommen wird, dass die Psychiatrie eine willkürliche »gesellschaftliche Konstruktion« sei, die den Interessen der Psychiater diene. Schon Ackerknecht war erzürnt darüber, dass seine Theorie der »psychopathologischen Etikettierung« von einzelnen Autoren so umgebogen wurde, dass der Eindruck entstand, Geisteskranke würde es vor allem deswegen geben, weil die Irrenärzte den Menschen die entsprechenden Labels aufdrücken.[27] Es ist nicht einfach, dieses Problem theoretisch zu fassen. Denn die Gegenposition, die davon ausgeht, dass psychische Krankheit deshalb nichts mit *labeling* zu tun habe, weil es die entsprechenden pathologischen Entitäten »wirklich« gäbe, greift erkenntnistheoretisch zu kurz und ist noch unbefriedigender als der *labeling approach*.[28]

Angemessen ist hingegen ein pragmatisch-empirischer Zugang, der zunächst einmal feststellt, dass es in allen modernen Gesellschaften *mental disorders* gibt, d.h., konkreter ausgedrückt, dass sich Menschen bemerkbar machen, welche die Kontrolle über sich selbst in einer Weise verloren haben, dass sie von anderen als auffällig und als Störfaktoren wahrgenommen bzw. als schwierige Problemfälle geortet werden. Diese Störungen, d.h. diese von Norm und Normalität abweichenden Verhaltensweisen und verrückten Phänomene sind allerdings nicht überzeitlich, gleichsam ein für allemal fixierbar. Im Zuge des gesellschaftlichen Wandels, mit dem sich auch die Sprache verändert, und im Zusammenhang mit neuen wissenschaftlichen Erkenntnissen und therapeutischen Möglichkeiten kam es immer wieder zu neuen Krankheitsdefinitionen, zu Innovationen in der Nosographie und Ätiologie. Auf Phasen ausgeprägter definitorischer Aktivität, in

---

[27] Ackerknecht, Kurze Geschichte der Psychiatrie, Vorwort.

[28] Zur Kritik am Vorgang der Etikettierung vgl. Mary Douglas, Wie Institutionen denken, S. 163ff.

denen sich neue Diagnosen und Therapieformen durchsetzen, folgten solche von langanhaltender Stabilität.[29]

Mit diesen konzeptionellen Verschiebungen liefen institutionelle Veränderungen einher, die auch durch gesellschaftliche Faktoren beeinflusst wurden. Denn ob angesichts auftretender psychischer Störungen spezifische, auf die Behandlung solcher Menschen spezialisierte Institutionen zu deren Behandlung geschaffen werden, hängt mit gesellschaftlichen Toleranzschwellen ebenso zusammen wie mit persönlichen Spielräumen, emotionalen Dispositionen, dem dominierenden Verständnis von »Krankheit« sowie »Heilung« und der Professionalisierungsstrategie von Expertenkohorten. Historische Untersuchungen zeigen, dass im 18. Jahrhundert in allen europäischen Ländern ein institutioneller Ausdifferenzierungsprozess einsetzte, in dessen Verlauf ein neuer Typ psychiatrischer Anstalt entstand. Diese Einrichtungen veränderten sich in den nächsten zwei Jahrhunderten in enger Wechselwirkung mit gesellschaftlichen Entwicklungstendenzen. Was die Belegung bzw. – über längere Zeiträume hinweg – die Überfüllung psychiatrischer Anstalten betrifft, so lassen die Resultate der Zürcher Studie zu »Zwangsmaßnahmen in der Psychiatrie« vermuten, dass die gesellschaftlichen *push*-Kräfte (abnehmende Toleranz gegenüber »Irren« und »geistig Kranken«) überwogen gegenüber institutionellen *pull*-Kräften (Interesse einer Klinik, die Zahl ihrer Klientel zu stabilisieren und zu expandieren).[30]

4.4 Hintergrundrauschen und Bedeutungsproduktion

Diese gesellschaftliche Kontextualisierung der psychiatrischen Anstalt erklärt allerdings nicht deren internes Funktionieren, wie es von

[29] Vgl. German Berrios/Roy Porter, A History of Clinical Psychiatry. The Origins & History of Psychiatric Discourses, London/New Brunswick N.J. 1995.

[30] Marietta Meier/Gisela Hürlimann/Brigitta Bernet, Zwangsmaßmahmen in der Zürcher Psychiatrie, S. 60ff.

Erving Goffman und Michel Foucault untersucht wurde. Eine Möglichkeit, asymmetrische Macht- und Kommunikationsbeziehungen zu untersuchen ohne zu einem starren antagonistischen Modell Zuflucht zu nehmen, ergibt sich durch eine institutionenökonomische und informationstheoretische Modellierung von Anstalten.[31] Diese Vorgehensweise vermeidet auch die Tretfallen eines verdinglichten Institutionenbegriffs, wie ihn Michel Foucault in seiner Kritik an Goffman im Auge hatte. Institutionenökonomische Ansätze gehen nicht von festen Einrichtungen aus, die sich durch eine Reihe von unveränderlichen Merkmalen definieren lassen, sondern analysieren Institutionen als das Resultat von sozialer Interaktion unter Bedingungen unvollkommener Information und Unsicherheit. Handlungsregeln führen Beschränkungen in die soziale Interaktion ein, die wiederum Muster des sozialen Austausches generieren, und die Gesamtheit dieser Regeln stellen die Institutionen einer Gesellschaft dar. Institutionen gehen aus der gewohnheitsmäßigen Bindung und der Regelförmigkeit von Wahrnehmungen sowie Handlungen hervor und wirken wieder als Restriktionen auf Denken und Handeln zurück, so dass sich Menschen mit subtil wirkenden Zwängen konfrontiert sehen. Selbstverständlich verhalten sich Individuen zu diesen Regeln – im Sinne von Goffmans »sekundärer Anpassung« – auch strategisch. Als Verhaltenserwartungen können Regeln auch als Zumutungen erscheinen und – sofern keine Sanktion droht oder diese in Kauf genommen wird – gebrochen werden. Aus dieser Sicht ist es nun nicht mehr sinnvoll, eine Anstalt als »Institution« zu bezeichnen; es handelt sich vielmehr um eine Organisation, die auf gut funktionierende Institutionen angewiesen ist. Diese Definition vorausgesetzt, lassen sich zwei wichtige Punkte festhalten.

Erstens erweist sich nun der Zusammenhang von Vertrauen und Produktivität als wichtig: Je stärker das Regelvertrauen ist, d.h. je mehr

---

31 Zu diesen Ansätzen vgl. Jakob Tanner, »Kultur« in den Wirtschaftswissenschaften und kulturwissenschaftliche Interpretationen ökonomischen Handelns, in: Friedrich Jaeger/Jörn Rüsen (Hg.), Handbuch der Kulturwissenschaften. Band 3: Themen und Tendenzen, Stuttgart/Weimar (J.B. Metzler) 2004, S. 195–224.

sich die die Annahme durchsetzt, dass alle anderen die Regeln auch einhalten und dass das im Gesamtergebnis für alle etwas bringt, desto geringer sind die Transaktions- und Kontrollkosten, die im Kooperationsprozess aufzubringen sind. Verhaltensweisen, die in Goffmans Ansatz als »Kolonisierung« und »Konversion« beschrieben werden, lassen sich also mit der Kategorie des »Regelvertrauens« präziser auf die Stabilisierungsleistungen beziehen, die sie für die Organisation erbringen. Es lässt sich nicht mehr umstandslos davon ausgehen, dass die Direktion und die Insassen einer Anstalt antagonistische Wahrnehmungsweisen aufweisen. Denn die Schemata der Klassifikation, die Deutungs- und Handlungsmuster, die unterschiedliche Akteure und agierende Gruppen in der Interaktion formen, stabilisieren und verändern, sind nicht an spezifische soziale Orte gebunden, sondern zirkulieren in der ganzen Gesellschaft. Regelvertrauen ist damit nicht mit einer Art von »Überläufertum« verbunden, sondern kann sich auch direkt aus den Wahrnehmungsgewohnheiten der Insassen ergeben. Es schwächt sich allerdings in Situationen ab, in denen sich die Organisation in einer Krise befindet. Wenn alle davon ausgehen, dass jene, welche sich noch an die gesetzten Regeln halten, schließlich »die Dummen« sein werden, dann kann ein Vertrauensschwund einsetzen, der eine wichtige Stabilitätsressource einer Organisation unterhöhlt. Die Krise nährt sich so über einen bestimmten Zeitraum hinweg selber. Selbstverständlich funktionieren die hier entwickelten Argumente nur, wenn Insassen psychiatrischer Kliniken nicht stereotyp als Wahnsinnige betrachtet werden, die Kategorien wie Regelvertrauen nicht zugänglich sind. Es gibt deshalb gute Gründe, an einem »Anstalts«-Paradigma festzuhalten und – wie Goffman dies tut – verschiedene solche Einrichtungen vergleichend zu untersuchen. Demgegenüber bringt es wenig, Anstalten in solche mit vernünftigen und solche mit geisteskranken Insassen zu unterteilen.

Zweitens gilt es zu fragen, wie die unterschiedlichen Wertungen und Darstellungen einer Anstalt zustande kommen. Der Begriff des Schemas verweist auf die unvermeidliche Selektivität möglicher Erfahrungsweisen, in denen sich die kommunizierbaren und häufig kontären Versionen einer Institution herausbilden. In einer Anstalt ist an allen Ecken und Enden so viel los. Weil jede »Registration« dieser Ereignisse notwendigerweise standortabhängig ist, muss auch jedes Bild immer partiell bleiben. So scheint es sinnvoll zu sein, davon auszugehen, dass in jedem institutionellen Gefüge ein permanentes Hintergrundrauschen herrscht, aus dem die handlungsrelevante und die eigene Weltsicht bestätigende »Information« generiert wird. Damit stellt sich die Frage, wie die Schemata, d.h. die Auswahlkriterien und Klassifikationsraster, welche diesen *white noise* in handlungsrelevantes Wissen transformieren, zustande kommen. Es wurde schon darauf hingewiesen, dass solche Schemata für die ganze Gesellschaft konstitutiv und in diesem Sinne immer schon da sind. Doch sie werden auch verändert durch die Interaktion in einer Anstalt. Ein Theorieansatz, der in den Wirtschaftswissenschaften verbreitet ist, aber auch von Anthropologinnen wie Mary Douglas verwendet wird, geht davon aus, dass es in jeder Institution »dunkle Stellen« gibt, Zonen, in denen zwar ein »Rauschen« zu vernehmen ist, die aber mittels der vorhandenen Aufmerksamkeitsstrukturen nicht so gefiltert werden können, dass sich »Sinn« daraus ergibt.[32] Eine historische Beschreibung einer Anstalt kann versuchen, einen Teil dieses unbemerkten »Rauschens« in den verfügbaren Dokumenten aufzuspüren, etwa in unwillkürlichen Aussagen, d.h. in dem, was in Archivquellen über das hinaus steht, was die Verfasser »eigentlich« sagen wollten.

Ebenso wichtig ist die Einsicht, dass die Produktion von Sinn nicht homogen ist. Die Theorie geht nämlich weiter davon aus, dass eine Autonomie der Klassifizierungsaktivitäten von Personen und Gruppen ins Spiel kommt[33], die zu auseinanderdriftenden Wahrnehmungen und Wertungen führen kann: Die Ärzte, welche die Diagnose stellen und die Therapie verordnen, haben oft eine andere Optik der Anstalt als das Personal, das hier tätig ist und mit den Kranken tagtäglich in

---

32 Douglas, Mary, David Hull (Hg.): How Classification Works. Nelson Goodman among the Social Sciences, Edinburgh 1992.

33 Mary Douglas, Wie Institutionen denken, S. 167.

enge Interaktionen involviert ist. Die Kranken wiederum, derentwegen die Anstalt unterhalten wird, bringen nochmals andere Sichtweisen ins Spiel. Wissenschaftliche Analysen von außen sehen das Beziehungsgeflecht, das innerhalb einer Anstalt zu beobachten ist, nochmals mit andern Augen an. Diese Sichtweisen sind nicht völlig unverbunden, doch der Austausch ist – worauf Goffman und Foucault hinweisen – limitiert und strukturiert. Aufgrund dieser Deutungsdisparitäten können aber Konfliktsituationen entstehen, die vielfach wiederum als Katalysator für Spannungen und Bewertungsunterschiede wirken. Sie generieren damit das, was häufig als Resultat unterschiedlicher Standpunkte dargestellt wird, selber, indem sie zu einer Auseinanderentwicklung von Meinungen beitragen können.

Geschichtswissenschaftliche Studien versuchen nun, solche Disparitäten, Inkongruenzen und Konfliktdynamiken analytisch aufzuschlüsseln: Aufgrund welcher Einflüsse verändern sich die Krankheitsbilder und die Nosologien? Für diese Analyse sind Vorschläge wie jener des Neurowissenschaftlers John J. Ratey hilfreich, der das Konzept des Rauschens auch auf die Arzt-Patienten-Interaktion anwendet; er geht davon aus, dass es eine Vielzahl von Signalen gibt, die »in der psychiatrischen Praxis« einer Interpretation bedürfen und betrachtet deshalb einen solchen Zugang als »eine wertvolle Hilfe zum Verständnis sowohl von Alltagserfahrungen als auch von psychopathologischen Phänomenen«.[34] German Berrios und Roy Porter haben zum selben Problem folgende analytisch produktive Überlegung entwickelt: »Two metaphors seem to control the understanding of historical nosology. One pictures the clinician as cataloguing species (diseases) in a garden (i.e. assuming ontological invariance); the other envisages the clinician as a sculptor carving shapes out of formless matter, i.e. creating ›clinical forms‹.«[35] Die »Garten«-These – so die beiden Herausgeber – führt die Psychiatriegeschichte dazu, nach

[34] John J. Ratey, Das menschliche Gehirn. Eine Gebrauchsanweisung, München 2003, S. 78.

[35] German Berrios/Roy Porter, A History of Clinical Psychiatry, p. xvii.

»Entdeckern« zu suchen, die mit ihrem unbestechlichen Auge fähig waren, alle falschen Beschreibungen hinter sich zu lassen und das »richtige« Krankheitsbild zu finden. Die konstruktivistische »Bildhauer«-These hingegen macht es nötig, den schöpferischen Geist zu kontextualisieren und zu fragen, aufgrund welcher ideeller Einflüsse und kognitiver Voraussetzungen zu bestimmten Zeiten bestimmte Krankheitsbilder nicht nur formuliert wurden, sondern auch in Klassifizierungskonflikten durchgesetzt wurden[36] und auf eine positive Resonanz stießen, die ihre Verbreitung erleichterten.[37]

Ein solcher Zugang ist historisch auch deswegen interessant, weil er in der historischen Analyse das Experimentieren mit Perspektivenwechseln nahe legt. Der französische Historiker Jacques Revel hat dies »les jeux d'échelles« genannt.[38] Es geht hier um das »Spielen« mit unterschiedlichen Beobachtungsstandpunkten, um die Verschiebungen der Untersuchungsmaßstäbe, die zu ganz unterschiedlichen Wahrnehmungen und Deutungen der in einer Klinik beteiligten Akteure führen können. Die Ärzte, das Pflegepersonal, die Kranken machen in ein und derselben Anstalt ganz unterschiedliche Erfahrungen. Dies aufgrund ihrer sozialen Stellung, ihrer Rolle im institutionellen Gefüge, aber auch aufgrund der starken Binnendifferenzierung von psychiatrischen Kliniken, die in verschiedenste ganz unterschiedlich geführte Abteilungen zerfallen können. Es wird deshalb nie möglich sein, eine Makroperspektive, welche das Gesamtfunktionieren einer Organisation in den Blick nimmt, mit der Mikroperspektive zur Deckung zu bringen, welche den Erfahrungsaspekt Beteiligter ins Zentrum stellt. Es kann aufgrund der Fähigkeit *aller* Beteiligter, sich

---

36 Auf die Bedeutung des »Kampfes zwischen Klassifikationen« weist Mary Douglas, Wie Institutionen denken, S. 94, hin.

37 Vgl. dazu auch: Roland Barthes, Semiologie und Medizin, in: Ders., Das semiologische Abenteuer, Frankfurt a.M. 1988, S. 210–220. Barthes stellt hier im Anschluss an die Feststellung, der Arzt als »Seher« der Krankheit sei eher einer »Manik« als einer Semiotik verpflichtet, die Frage: »Ist die heutige Medizin tatsächlich noch semiologisch?« (S. 220).

38 Jacques Revel (Hg.), Jeux d'échelles. La micro-analyse à l'expérience, Paris 1996.

eine eigene Meinung zu bilden, gar keine in sich geschlossene, harmonische Geschichte einer Anstalt geben – und damit ist auch das Problem der Interpretationsautonomie von Historikerinnen und Historikern angesprochen. Die historische Darstellung der Entwicklung einer psychiatrischen Anstalt gibt nicht – wie das ein bestimmtes Verständnis von Wissenschaftlichkeit suggeriert – die »richtige« Geschichte einer solchen Einrichtungen wieder, die gegenüber den partikularen Deutungen der Beteiligten a priori privilegiert wäre. Vielmehr ist sie eine Geschichte unter anderen, der allerdings durch den Versuch, verschiedenste Perspektiven miteinander in Bezug zu setzen und so die institutionelle Dynamik zu erklären, eine besondere Plausibilität und ein kritisches Potential zukommen kann.

Zwang und Autonomie in der psychiatrischen Anstalt

Theoretische Überlegungen und empirische Befunde aus historischer Sicht

Marietta Meier

5.1 Unterschiedliche Perspektiven – 69

5.2 Das Projekt »Zwangsmaßnahmen in der Zürcher Psychiatrie 1870–1970« – 71

5.3 Zur Definition von Zwang und psychiatrischen Zwangsmaßnahmen – 74

5.4 Motive von Maßnahmen – 76

5.5 Schichtspezifische Unterschiede – 78

5.6 Geschlechtsspezifische Unterschiede – 80

5.7 Ein Erklärungsansatz für die geschlechtsspezifischen Unterschiede – 84

5.1 Unterschiedliche Perspektiven

1949 richtete ein Patient der Psychiatrischen Universitätsklinik (PUK) Zürich, früher Burghölzli genannt, eine Beschwerde an die kantonale Gesundheitsdirektion, die Behörde, der die Klinik unterstand. Er beanstandete, dass Klagen über die Behandlung in der Anstalt Strafen nach sich ziehen würden und dass man bei ihm aus diesem Grund gegen seinen Willen Schlafkuren durchgeführt habe. Der zuständige Oberarzt bezeichnete den Patienten in seiner Stellungnahme als einen bevormundeten, »haltlosen Psychopathen«, der an »pathologischen« Erregungszuständen leide, weshalb wiederholt Schlafkuren nötig gewesen seien.[1] Der Patient erlebte die Schlafkuren also als Strafe; er fand, ihm sei Gewalt und Unrecht angetan worden. Der Arzt hingegen erklärte sowohl die Beschwerde als auch die durchgeführten Maßnahmen mit der Krankheit des Patienten.

Das Beispiel zeigt zwei unterschiedliche Sichtweisen auf dieselben Ereignisse und illustriert die asymmetrischen Machtverhältnisse in der psychiatrischen Klinik. Der Patient erfuhr die Schlafkuren als Zwangsmaßnahme und führte sie auf seine Kritik an der Anstalt zurück. Der Arzt verstand die Schlafkuren als therapeutische Maßnahme, die man wegen der Erregungszustände des Patienten durchgeführt habe. Im Gegensatz zur Gesundheitsdirektion, welche die Beschwerde aufgrund der Stellungnahme des Oberarztes abwies, kann es für Historiker nicht darum gehen zu entscheiden, wer im juristischen Sinn Recht hatte. Soll diese Frage beantwortet werden, ist es Aufgabe der Geschichtswissenschaft, eine Falldarstellung zu liefern, welche die Rechtsprechung erleichtert. Historikerinnen müssen kein Urteil fällen, sondern eine andere Perspektive suchen, um das Thema Zwang in der Psychiatrie zu analysieren.[2] Damit

---

1 Gesundheitsdirektion des Kantons Zürich, 12.05.17, Nr. 122, Schreiben des Patienten an den Vorsteher der Gesundheitsdirektion (25.5.1950), Stellungnahme eines Oberarztes des Burghölzlis an die Gesundheitsdirektion (26.5.1950).

2 Vgl. dazu Michael Stolleis, Der Historiker als Richter – der Richter als Historiker, in: Norbert Frei, Dirk van Laak, Michael Stolleis (Hg.), Geschichte vor Gericht, Historiker, Richter und die Suche nach Gerechtigkeit, München 2000, S. 173–182 sowie das Heft »Justiz und Geschichte« der Zeitschrift Traverse 1 (2004).

kann aber nicht der Anspruch verbunden werden, dass sie die »objektive« Version der Geschichte rekonstruieren, da diese gar nicht existiert.[3]

Die Schweizer Psychiatrie führt seit den 1970er-Jahren klinische Studien zum Problem des Zwangs durch.[4] Die Untersuchung zu Zwangsmaßnahmen in der Zürcher Psychiatrie, die ich zusammen mit Gisela Hürlimann und Brigitta Bernet durchgeführt habe,[5] lässt sich aus verschiedenen Gründen nicht mit diesen Studien vergleichen. Sie zeigt einen »fremden Blick« – der Begriff stammt aus der Ethnologie – auf das Problem des Zwangs in der Psychiatrie; den Blick von Historikerinnen auf eine Disziplin, in der sie fremd sind. Es ist ein Blick, der von der Wissenschaftssoziologie sowie von der kulturhistorisch und soziologisch ausgerichteten Medizin- und Institutionenge-

---

3 Vgl. dazu die Ausführungen von Jakob Tanner in diesem Band.

4 Die ersten klinischen Studien, die sich mit dem Thema Zwangseinweisung und Zwangsbehandlung in der Schweizer Psychiatrie befassten, wurden in den 1970er-Jahren in Zürich von Annemarie Egloff (1973) und Ch. La Roche (1975), beide unter Leitung des damaligen PUK-Direktors Klaus Ernst, durchgeführt. Annemarie Egloff, Freiwilligkeit und Zwang bei 200 psychiatrischen Klinikaufnahmen: Eine Untersuchung der Einstellung von Patienten und Beziehungspersonen zur Hospitalisierung, Diss. med. Zürich 1973. Ch. la Roche, K. Ernst, Die psychiatrische Krankenbehandlung im Urteil von 200 Kranken und ihren Ärzten, in: Archiv für Psychiatrische Nervenkrankheiten 220 (1975), S. 107–116. Für einen Überblick über die klinischen Studien zum Thema Zwang s. Marietta Meier, Gisela Hürlimann, Brigitta Bernet, Zwangsmaßnahmen in der Zürcher Psychiatrie 1870–1970, Zürich 2002, S. 25–28.

5 Das Projekt, das Jakob Tanner und ich geleitet haben, wurde 2001/02 durch die Gesundheitsdirektion des Kantons Zürich finanziert. Im Frühling 2003 bewilligte der Schweizerische Nationalfonds im Rahmen des Nationalen Forschungsprogramms »Integration und Ausschluss« (NFP 51) ein Anschlussprojekt, das seit September 2003 läuft. Das kantonale Projekt wurde mit der Abgabe eines Berichts an die Auftraggeberin abgeschlossen, der als Typoskript veröffentlicht wurde. Der Bericht, auf dem dieser Aufsatz beruht, kann bei der Kantonalen Druck- und Materialzentrale Zürich bezogen werden. Marietta Meier, Gisela Hürlimann, Brigitta Bernet, Zwangsmaßnahmen in der Zürcher Psychiatrie 1870–1970, Zürich 2002.– Ich danke Brigitta Bernet, Gisela Hürlimann, Jakob Tanner und Roswitha Dubach, der neuen Mitarbeiterin im Team, für die direkte und indirekte Unterstützung zu diesem Beitrag.

schichte geprägt ist und sich grundsätzlich von der Perspektive der Psychiater, des Pflegepersonals, aber auch von demjenigen der Patienten und Patientinnen unterscheidet. Im Folgenden stelle ich diese Perspektive kurz dar und zeige, wie wir in unserer historischen Studie das Thema Zwang in der Psychiatrie angegangen sind. In einem zweiten Schritt werden einige wichtige Ergebnisse der quantitativen Analyse zusammengefasst. Dabei gehe ich vor allem auf die Resultate zu den geschlechtsspezifischen Unterschieden ein und versuche diese abschließend anhand der qualitativen Analyse eines Fallbeispiels zu erklären.

5.2 Das Projekt »Zwangsmaßnahmen in der Zürcher Psychiatrie 1870–1970«

Die Studie zu Zwangsmaßnahmen in der Zürcher Psychiatrie setzt sich mit dem Spannungsfeld auseinander, das zwischen dem Recht und dem Bedürfnis eines Individuums auf Autonomie auf der einen und seiner Situation in einer psychiatrischen Klinik auf der anderen Seite besteht. Zu diesem Zweck untersucht sie, wann welche Maßnahmen durchgeführt wurden, aus welchen Motiven sie erfolgten und wer von ihnen betroffen war.

Im Zentrum der Untersuchung stehen *die beiden großen psychiatrischen Anstalten des Kantons Zürich, das Burghölzli,* wie die Psychiatrische Universitätsklinik Zürich bis 1966 genannt wurde, *und die Rheinau.* Bei den beiden Kliniken, die 1870 bzw. 1867 eröffnet wurden, handelt es sich um Institutionen von mittlerer Größe. Der Patientenbestand des Burghölzlis lag anfänglich etwa bei 300 und entwickelte sich seit den 1940er-Jahren auf über 500 Personen. Die Rheinau war immer größer: Nach einem steilen Anstieg nach der Jahrhundertwende und nochmals nach dem Ersten Weltkrieg lebten hier über das folgende halbe Jahrhundert hinweg um die 1200 Patientinnen und Patienten; erst gegen Ende der 1960er-Jahre fiel der Patientenbestand unter 1000 Personen.

Die *Untersuchungsmethode* beruht auf einer Kombination von quantitativen und qualitativen Elementen. Die Hauptquelle der Studie bilden die über 80 000 Krankengeschichten, die aus den Kliniken Burghölzli und Rheinau bis 1970 überliefert sind.[6] Auf der einen Seite wurde mit dem Verfahren des Skip Interval Sample aus diesem Bestand eine Stichprobe von 1300 Akten – 1136 Akten aus dem Burghölzli und 194 aus der Rheinau – gezogen.[7] Diese Stichprobe ermöglichte, mit Hilfe einer *quantitativen Analyse* einen Gesamtüberblick über die Vorgänge und Maßnahmen in den Kliniken zu gewinnen und statistisch repräsentative Aussagen über längerfristige Entwicklungen zu machen. Auf der anderen Seite wurden aus der Stichprobe Fallbeispiele ausgewählt, welche die abstrakten Befunde aus der Datenbankauswertung illustrieren können. Dabei haben wir einerseits besonders typische und eindrückliche Beispiele ausgewählt, anderseits aber auch Fälle, die quer zu diesen Ergebnissen stehen. Wir haben also versucht, die Resultate der quantitativen Analyse durch Beispiele zu veran-

---

6 Die Krankenakten sind 2000/2001 dem Staatsarchiv des Kantons Zürich übergeben worden. Die Einsicht in diesen Quellenbestand erforderte eine Bewilligung der Eidgenössischen Expertenkommission für das Berufsgeheimnis in der medizinischen Forschung, der Gesundheitsdirektion des Kantons Zürich und der Kliniken.

7 Damit die Daten aus den Krankenakten quantitativ interpretierbar wurden, wurden sie in einer eigens zu diesem Zweck erstellten FileMaker-Datenbank erhoben. Zur einheitlichen Auswertung durch alle drei Forscherinnen wurde ein Code-Buch erstellt, das die Art der Erhebung und die Verzeichnung der Daten transparent und nachvollziehbar macht. Für die quantitative Auswertung wurden die Datensätze ins statistische Programm für sozialwissenschaftliche Analysen SPSS übertragen, codiert und gerechnet.
Die Rheinau hat dem Staatsarchiv Zürich nur Krankenakten von Patientinnen und Patienten übergeben, die entweder vor 1900 geboren worden oder vor 1970 gestorben sind. Für die Studie stand also lediglich eine beschränkte Auswahl von Krankenakten aus der Rheinau zur Verfügung. Obwohl für die qualitative Analyse eine Stichprobe von 194 Krankenakten bis 1959 gezogen wurden, konnte für die quantitative Analyse nur ein kleiner Teil – die bis 1909 erhobene Stichprobe – benutzt werden, weil die Wahrscheinlichkeit, eine möglichst repräsentative Auswahl aus den damals hospitalisierten Personen zu treffen, noch hoch sein musste.

schaulichen und gleichzeitig in ihrer möglichen Apodiktik zu relativieren. Die Ergebnisse der *qualitativen Analyse* machen die strukturelle Beschränktheit eines quantifizierenden Ansatzes sichtbar: Die Lebensgeschichten und Anstaltskarrieren, die hier fassbar werden, verweisen auf das Singuläre der Geschichten; sie zeigen, was nicht in eine Datenbank eingehen und deshalb in einer rein quantitativen Analyse nicht berücksichtigt werden kann.

Der *Untersuchungszeitraum* umfasst die hundert Jahre zwischen 1870 und 1970. Das untersuchte Jahrhundert lässt sich in drei Phasen gliedern, die sich nicht nur durch den gesellschaftlichen und politisch-institutionellen Wandel unterscheiden, sondern auch psychiatriegeschichtlich relevant sind.[8] Die *erste Periode*, die von 1870 bis zum Ersten Weltkrieg dauerte, stand weitgehend im Zeichen eines »therapeutischen Nihilismus« – so der gängige Begriff in Medizin und Medizingeschichte: Das »traitement moral«, das sich in der Frühphase der Psychiatrie feststellen ließ, hatte seine Schwungkraft eingebüßt, und neue therapeutische Ansätze, die Aussicht auf Heilungserfolge boten, waren kaum in Sicht. Während dieser Phase dominierten – mit insgesamt abnehmender Häufigkeit – Isolierungen, Deckelbäder, Zwangsjacken und Zwangsernährung. Diese Maßnahmen gingen mit der wachsenden Ausdifferenzierung des Therapieangebots, die 1917 mit der Einführung der Malariatherapie bei progressiver Paralyse einsetzte, zurück oder verschwanden ganz. In der *zweiten Periode*, die sich vom Ersten Weltkrieg bis anfangs der 1950er-Jahre erstreckte, führte man zunehmend Malaria-, Cardiazol-, Insulin- sowie Schlaf- und Dämmerkuren durch. Dazu kamen seit den ausgehenden 1930er-

---

[8] Einen Überblick über die Geschichte der Behandlungsmethoden in der Psychiatrie bieten zum Beispiel: Thomas Haenel, Die Geschichte der Psychiatrie, Gedanken zur allgemeinen und Basler Psychiatriegeschichte, Basel, Boston, Stuttgart 1982. Christian Müller, Wer hat die Geisteskranken von ihren Ketten befreit? Skizzen zur Psychiatriegeschichte, Bonn 1998. Rolf Baer, Themen der Psychiatriegeschichte, Stuttgart 1998. Für das Burghölzli vgl. Marietta Meier, Gisela Hürlimann, Brigitta Bernet, Zwangsmaßnahmen in der Zürcher Psychiatrie 1870–1970, Zürich 2002, S. 86–95.

Jahren der Elektroschock und seit dem Ende des Zweiten Weltkriegs die Psychochirurgie. Diese Phase kann deshalb als »Kurperiode« bezeichnet werden. In den 1950er-Jahren kam es mit der Einführung der Neuroleptika in der Behandlung von psychisch Kranken zu entscheidenden Durchbrüchen, die es rechtfertigen, von einer »pharmakologischen Wende« zu sprechen. Mitte der 1950er-Jahre beginnt deshalb eine *dritte Phase*, in der vor allem Psychopharmaka angewandt wurden. Bezeichnete man Medikamente im 19. Jahrhundert zum Teil noch als »chemische Zwangsmittel«,[9] wurden die neu eingeführten Neuroleptika nun zu therapeutischen Hoffnungsträgern, die in den 1950er- und noch mehr in den 1960er-Jahren einen regelrechten Boom erlebten.

5.3 Zur Definition von Zwang und psychiatrischen Zwangsmaßnahmen

Die Studie geht von der Einsicht aus, dass Zwang in jeder Gesellschaft gegenwärtig ist. Die Unterscheidung verläuft also nicht zwischen »Zwang« in der Psychiatrie und »Autonomie« in der Gesellschaft, sondern es gibt – hier wie dort – unterschiedliche Grade und Abstufungen von Zwang. Auch Definitionen von Zwang in der Psychiatrie bewegen sich in einem breiten Spektrum von »mechanical restraints«,[10] d.h.

---

9 Auguste Forel bezeichnete im neuen Entwurf für ein schweizerisches Irrengesetz aus dem Jahre 1894 die zwangsweise Verabreichung von Medikation als »chemisches Zwangsmittel«. Grundsätze für ein Bundesgesetz zum Schutze der Geisteskranken, 27.10.1895, zit. in: Patrick Schwengeler, Die »Grundsätze für ein Bundesgesetz zum Schutze der Geisteskranken« des Vereins schweizerischer Irrenärzte von 1895, Ausgangslage, Vorarbeiten und Auswirkungen, Eine Studie zur Professionalisierung der Schweizer Psychiatrie im 19. Jahrhundert, Diss. med. Bern 1998, Anhang, S. 127.

10 John Conolly, The Treatment of the Insane Without Mechanical Restraint, London 1856. Zur Geschichte des No-Restraint im deutschen Sprachraum vgl. Cordula Geduldig, Die Behandlung von Geisteskranken ohne physischen Zwang, Die Rezeption des No-Restraint im deutschen Sprachgebiet, Diss. med. Zürich 1975.

eines direkten Zugriffs auf den Körper von Menschen, und des Erzwingens »freiwilliger« Zusagen, zum Beispiel durch Drohungen oder das Vorenthalten von Informationen. Es scheint deshalb wenig sinnvoll, Zwang an bestimmte Maßnahmen zurückzubinden. Eine Maßnahme an und für sich bringt noch keinen Zwang mit sich. Damit von Zwang gesprochen werden kann, muss die Maßnahme entsprechend motiviert sein bzw. gewertet werden können. Dabei kommt ein – im historischen Rückblick sehr asymmetrischer – Aushandlungsprozess ins Spiel, an dem sowohl die Zwangsausübenden beteiligt sind als auch jene, auf die Zwang ausgeübt wird. Was aber, wenn – wie im einleitenden Beispiel – professionelle Experten die Meinung vertreten, es sei bei der Durchsetzung einer Maßnahme kein Zwang ausgeübt worden, die Gegenseite jedoch findet, sie sei Opfer einer Zwangsmaßnahme geworden?

Das Problem, dass Patientinnen und Patienten gegen ihren Willen eingesetzte Behandlungen als Gewalt[11] erfahren können, durchzieht sowohl die Krankengeschichten wie auch die psychiatrische Fachliteratur – zumindest seit den 1970er-Jahren. Gerade Patientenorganisationen betonen, es sei kurzsichtig, eine Definition von Zwangsmaßnahmen vorzunehmen, ohne die Perspektive der Betroffenen zu berücksichtigen. Diese Sichtweise bleibt ausgeblendet, wenn Psychiater bestimmen, was eine Zwangsmaßnahme und was eine medizinisch-therapeutische Behandlungsform darstellt. Auch legal angewandter Zwang wird von psychisch kranken Menschen oft als Gewalt erfahren. Eine rein juristische Definition von Zwang und Zwangsmaßnahmen lässt deshalb die konkrete Erfahrung der Betroffenen ebenfalls außer Acht. Es wäre daher fahrlässig, wenn eine historische Untersuchung

---

[11] Mit Max Webers Begriffen von »Recht« und »Ordnung« lassen sich drei Kategorien von Zwangsmaßnahmen unterscheiden: legale Zwangsmaßnahmen, nicht legalisierte Zwangsmaßnahmen und illegale sowie illegitime Zwangsmaßnahmen. Von Gewalt kann man nur bei der zweiten und dritten Kategorie sprechen. Vgl. Marietta Meier, Gisela Hürlimann, Brigitta Bernet, Zwangsmaßnahmen in der Zürcher Psychiatrie 1870–1970, Zürich 2002, S. 43, 46.

diese Perspektiven reproduzierte. Sie kann aber auch nicht die Sichtweise der Patientinnen und Patienten übernehmen, sondern muss eine andere Perspektive suchen. Anhand der Ansätze der Sozialwissenschaftler Norbert Elias, Max Weber, Michel Foucault und Erving Goffman kann gezeigt werden,[12] dass sich Zwang in einer historischen Studie nur sinnvoll analysieren lässt, wenn man ihn auf Ordnungs- und Normalitätsvorstellungen bezieht, die den Einsatz einer Maßnahme motivieren können.

5.4 Motive von Maßnahmen

Aus diesem Grund werden in der Studie vier mögliche *Motive* – Therapie, Disziplin, Kosten und Eugenik – unterschieden, die eine psychiatrische Behandlung begründen können, ohne dass dabei bestimmte Motive von vornherein mit Zwang verbunden würden. Das Motiv Therapie umfasst medizinisch-therapeutische Behandlungen im engeren Sinn sowie Maßnahmen, die den Patienten vor sich selbst schützen sollten. Von Disziplin wird gesprochen, wenn eine Maßnahme zum Schutz anderer erfolgte oder das Ziel hatte, einen »normalen« Anstaltsbetrieb zu gewährleisten. Unter das Motiv Kosten fallen Maßnahmen, bei denen finanzielle Überlegungen ausschlaggebend waren, unter das Motiv Eugenik Maßnahmen, die mit eugenischen Zielsetzungen begründet wurden. Eine fünfte Kategorie, mit Ambivalenz umschrieben, wird statistisch wie ein eigenes Motiv behandelt. Sie umfasst diejenigen Fälle, bei denen sich ein Motiv nicht klar ermitteln

[12] Norbert Elias, Über den Prozess der Zivilisation, Soziogenetische und psychogenetische Untersuchungen, 2 Bde., Frankfurt a.M. 1982 (Erstausgabe 1969). Max Weber, Wirtschaft und Gesellschaft, Grundriss der verstehenden Soziologie, 5., revidierte Ausgabe, Tübingen 1980. Michel Foucault, Die Macht und die Norm, in: ders., Mikrophysik der Macht, Über Strafjustiz, Psychiatrie und Medizin, Berlin 1976, S. 114–123. Erving Goffman, Asyle, Über die soziale Situation psychiatrischer Patienten und anderer Insassen, Frankfurt a.M. 1972 (englische Originalausgabe 1961). Vgl. die Ausführungen von Jakob Tanner in diesem Band.

ließ oder bei denen zwei oder mehrere Motive im Spiel waren. In dieselbe Kategorie fallen auch die Schlaf- und Beruhigungsmittel sowie die Psychopharmaka, die in den letzten beiden Dekaden des Untersuchungszeitraums eine wichtige Rolle zu spielen begannen. Nicht als Motiv berücksichtigt wurde die Forschung, da sich das Interesse an Experimenten und wissenschaftlich kontrollierten Beobachtungen in den Krankengeschichten nicht klar fassen lässt.

Die quantitative Auswertung der Motive zeigt, dass der Anteil der disziplinarisch motivierten Maßnahmen denjenigen der therapeutisch motivierten Behandlungsformen um das Doppelte überstieg (◼ Abb. 5.1). Im Verlauf der Zeit nahm jedoch die Anzahl eindeutig disziplinarisch motivierter Maßnahmen um mehr als die Hälfte ab: Wurde eine Maßnahme angewandt, erfolgte sie immer weniger aus disziplinarischen Gründen. Diese Aussage muss allerdings mit zwei Beobachtungen konfrontiert werden. Erstens kamen im Lauf des Untersuchungszeitraums insgesamt immer mehr Maßnahmen zur

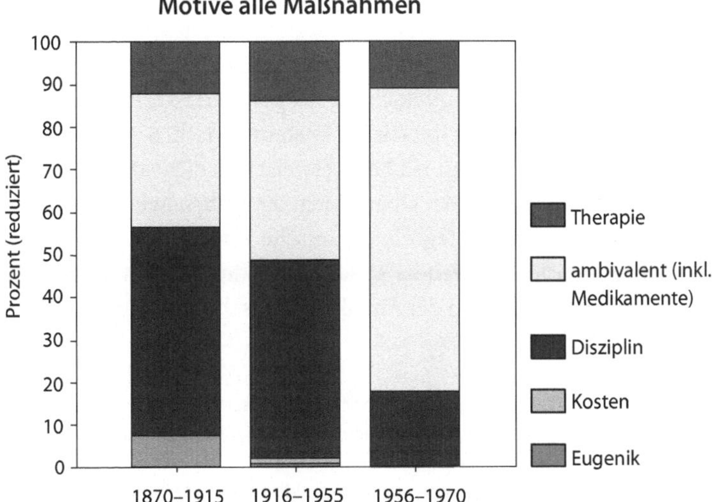

◼ **Abb. 5.1.** Prozentuales Verhältnis der Motive (Burghölzli 1870–1970)

Anwendung, und zweitens sank die Bedeutung des Motivs Disziplin vor dem Hintergrund einer enormen Zunahme des Motivsbündels, das in der Studie als Ambivalenz bezeichnet wird. Offen bleibt, wie diese Gleichzeitigkeit von Zu- und Abnahme zu deuten ist und ob bzw. inwiefern den Psychopharmaka ein disziplinarisches Moment immanent sein könnte. Im Widerspruch zu häufig geäusserten Vermutungen waren die beiden Motive Kosten und Eugenik kaum handlungsleitend. Eugenisch motivierte Maßnahmen beschränkten sich zeitlich auf die 1930er-Jahre und maßnahmetechnisch auf Sterilisationen.

5.5 Schichtspezifische Unterschiede

Die Studie untersucht durchgehend, ob sich Schicht und Geschlecht der Patientinnen und Patienten auf die psychiatrische Praxis auswirkten.[13] Dabei zeigt sich, dass für die Behandlung in der Anstalt weniger die Schichtzugehörigkeit als das Geschlecht ausschlaggebend war. Eine Sozialdisziplinierungsthese, die davon ausgeht, dass psychiatrische Kliniken vor allem zur Versorgung und damit zur Disziplinierung der Unterschicht gedient habe,[14] wird für das Burghölzli und die Rheinau nicht bestätigt. Auch die oft geäußerte Vermutung, dass bei der Diagnosestellung die soziale Distanz zwischen Arzt und Patient eine wichtige Rolle gespielt habe, erweist sich nicht als haltbar. So war zwar für Angehörige der Oberschicht die Wahrscheinlichkeit für eine Diagnose aus der Kategorie organische Psychosen und angeborene Geistesschwächen zweimal so klein wie für Angehörige der Mittel- und Unterschicht, und der Anteil an manisch-depressiven und neuro-

[13] Sämtliche Auswertungen nach soziodemografischen Variablen wurden gewichtet, so dass jeweils pro Variable gleich viele Fälle vorlagen und miteinander verglichen werden konnten.

[14] Für einen Überblick zum Konzept der Sozialdisziplininierung vgl. Christoph Sachsse, Florian Tennstedt (Hg.), Soziale Sicherheit und soziale Disziplinierung, Beiträge zu einer historischen Theorie der Sozialpolitik, Frankfurt a.M. 1986.

tischen Erkrankungen war in der Oberschicht doppelt so hoch wie in der Mittel- und Unterschicht.[15] Diagnosen aus dem schizophrenen Formenkreis hingegen wurden bei Angehörigen der Unterschicht etwa gleich häufig gestellt wie bei Kranken, die der Oberschicht zuzurechnen sind.[16] Weit plausibler als eine Sozialdisziplinierungsthese erweist sich deshalb die Annahme, dass sich im Verlauf des Untersuchungszeitraums ein Normalisierungskonsens aufbaute. Immer mehr Leute vertraten dieselben Vorstellungen von Normalität, wobei viele Beispiele zeigen, dass die Ansprüche, die an Ober- oder Unterschichtsangehörige gestellt wurden, stark voneinander abwichen. Konstitutiv für das gesellschaftliche Selbstverständnis wurde die Unterscheidung zwischen normal und anormal. In Bezug auf die Versorgungs- und Diagnosehäufigkeit kam es unter diesen Bedingungen nicht zu einer statistisch signifikanten Diskriminierung von Unterschicht gegenüber Mittel- und Oberschicht. Anders sieht es aus, wenn man die Behandlungsmotive in der Anstalt betrachtet. Hier zeigt sich, dass die Wahrscheinlichkeit für disziplinierende Maßnahmen bei Angehörigen der Unterschicht höher, für therapeutische Maßnahmen dagegen tiefer war als bei Angehörigen der höheren Schichten.

---

[15] Im Verlauf des Untersuchungszeitraums wurden sehr unterschiedliche Diagnosen gestellt, deren Klassifikation eine große Herausforderung bedeutete. Für die quantitative Auswertung wurden in Anlehnung an andere Studien sieben Diagnosekategorien gebildet: Schizophrenien, reaktive Psychosen (v.a. Manisch-depressive Erkrankungen), organische Psychosen und Geistesschwächen, neurotische Krankheiten, moralische Qualifikationen sowie Genussmittelmissbrauch und Folgen. Vgl. Marietta Meier, Gisela Hürlimann, Brigitta Bernet, Zwangsmaßnahmen in der Zürcher Psychiatrie 1870–1970, Zürich 2002, S. 69f., 233.

[16] Bei einer Interpretation dieser Ergebnisse muss berücksichtigt werden, dass Angehörigen der Oberschicht neben den staatlichen Anstalten wohl häufig auch private Kliniken oder die Möglichkeit einer Privatpflege zuhause offenstanden, die für die Unter- und Mittelschicht aus finanziellen Gründen von vornherein nicht in Frage kamen.

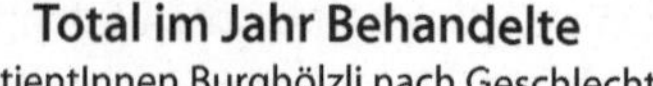

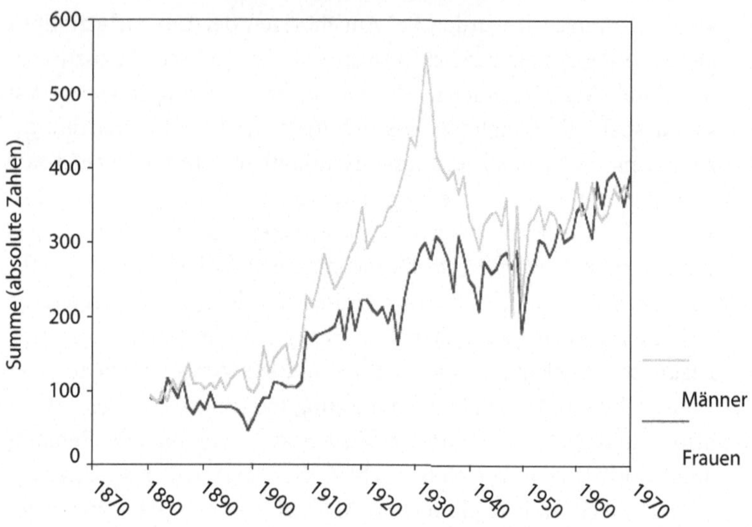

Abb. 5.2. Pro Jahr behandelte PatientInnen nach Geschlecht (Burghölzli 1880–1970)

5.6 Geschlechtsspezifische Unterschiede

Viel mehr ins Gewicht als die schichtspezifischen fallen die geschlechtsspezifischen Unterschiede, die deshalb im Folgenden etwas ausführlicher dargestellt werden. Abbildung 5.2, die aufgrund der *Patientenzahlen* in den Jahresberichten des Burghölzlis angefertigt wurde, zeigt, dass man im Burghölzli, das in erster Linie als Heilanstalt gedacht war, grundsätzlich mehr Männer als Frauen behandelte: Der Männeranteil ist seit Beginn der systematischen statistischen Erhebungen im Burghölzli durchschnittlich knapp ein Viertel höher als derjenige der Frauen. Noch stärker ist das Übergewicht der Männer im Zeitraum vom Anfang des Ersten bis zum Anfang des Zweiten Weltkriegs: Der Abstand der Männer- zur Frauenkurve liegt bis 1940 auf einem hohen Niveau und erreicht zu Beginn des 1930er-Jahre eine

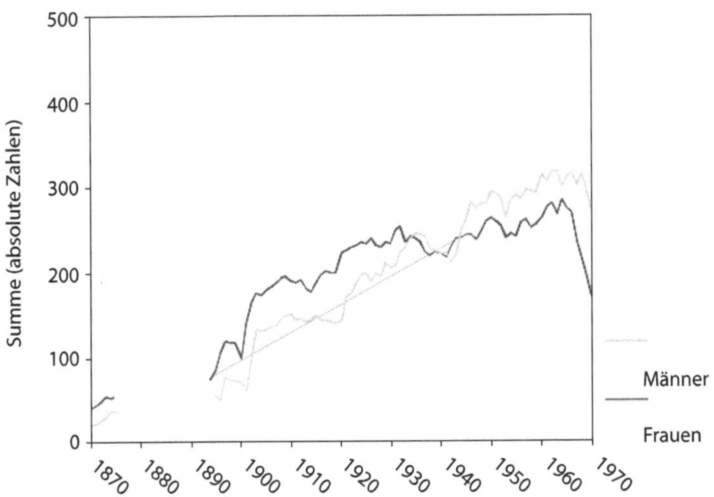

■ **Abb. 5.3.** Pro Jahr behandelte PatientInnen nach Geschlecht (Rheinau 1870–1970)

relative Spitze. In dieser Zeit befinden sich fast doppelt so viele Männer wie Frauen in psychiatrischer Behandlung. Im Verlauf der 1930er-Jahre fällt die Männerkurve wieder auf Vorkriegswerte zurück, und gegen Ende des Untersuchungszeitraums zeichnet sich gar eine Konvergenz der beiden Kurven ab. Seit den 1960er-Jahren ist das Geschlechterverhältnis etwa ausgeglichen. Genau umgekehrt ist die Entwicklung in der Rheinau, die als Pflegeanstalt angelegt war (vgl. ■ Abb. 5.3): Bis in die Mitte des 20. Jahrhunderts lag der Anteil der Frauen in der Anstalt deutlich über demjenigen der Männer. Danach wurden mehr Männer in der Rheinau behandelt.

Diese Geschlechterdifferenz zeigte sich auch beim Stellen von *Diagnosen* (vgl. ■ Abb. 5.4). Am auffälligsten sind die Geschlechterunterschiede bei den Diagnosen Schizophrenie und Genussmittelmissbrauch. Beinahe 50% der Patientinnen unserer Stichprobe erhiel-

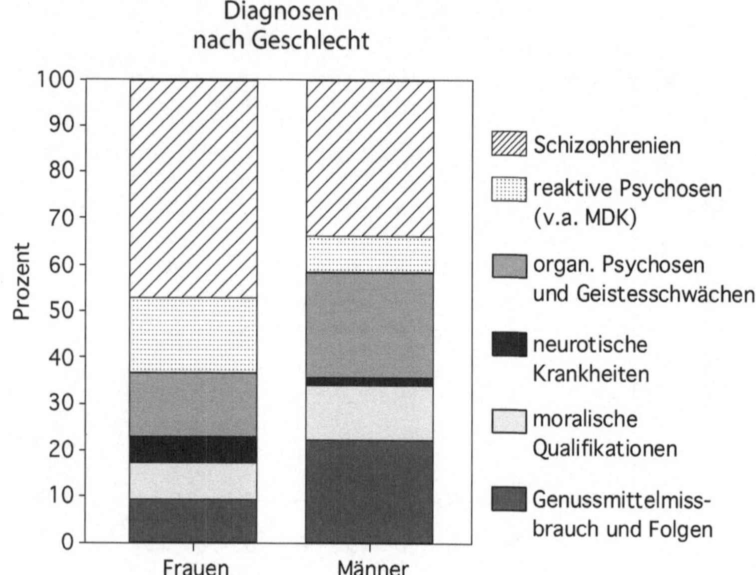

Abb. 5.4. Verteilung der Diagnosen nach Geschlecht (Burghölzli 1870–1970)

ten im Burghölzli die Diagnose Schizophrenie, während der Männeranteil bei nur rund 30% liegt. Ebenso überwiegen die Frauen bei den reaktiven Psychosen um gut die Hälfte. Bei »Genussmittelmissbrauch und Folgen« liegt der Anteil der Männer dagegen mehr als doppelt so hoch: Fast ein Viertel der Männer fallen unter diese Gruppe. Bei den Frauen sind es nicht einmal 10%. An sich erstaunt dieser Befund wenig, da sich hier hauptsächlich der Alkoholismus der Unterschichten abbildet, der vor allem unter Männern verbreitet war. Erst seit Mitte der 1950er-Jahre kommen noch Tablettenmissbrauch und vermehrt auch Drogenkonsum hinzu. Die wenigen Neurosen scheinen eher frauenspezifisch, organische Psychosen und angeborene Geistesschwäche klar männerspezifisch zu sein.

Weiter untersucht die Studie, ob und inwiefern die Variable Geschlecht für die *Behandlung* im Burghölzli eine Rolle spielte. Die Aus-

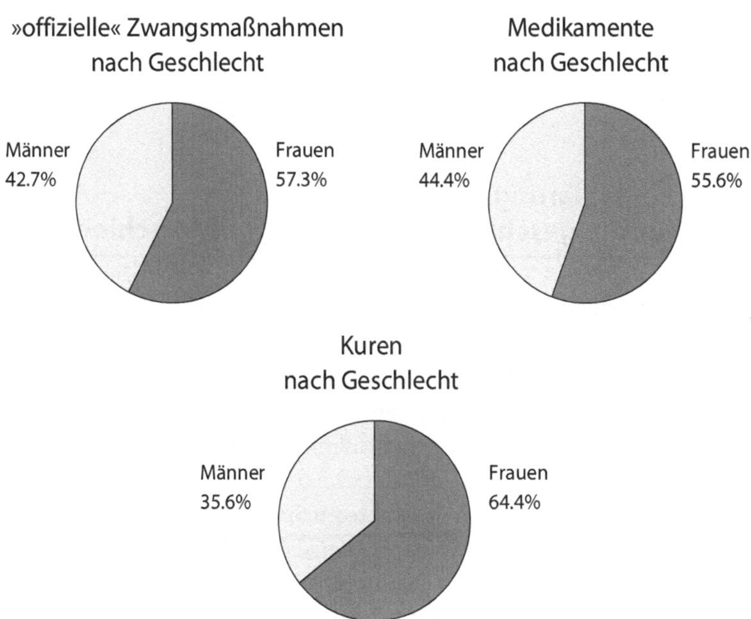

Abb. 5.5. Anwendung von »offiziellen« Zwangsmaßnahmen, Medikamenten und Kuren nach Geschlecht (Burghölzli 1870–1970)

wertung der Maßnahmenhäufigkeit ergab, dass Frauen prinzipiell öfter und intensiver behandelt wurden als Männer. Abbildung 5.5 zeigt, dass der Anteil der Frauen denjenigen der Männer sowohl bei den »offiziellen« Zwangsmaßnahmen wie auch bei den Medikamenten durchschnittlich um mehr als 10% übersteigt. Bei den »offiziellen« Zwangsmaßnahmen, also bei Maßnahmen wie Deckelbad, Zwangsjacke, Fixierung oder Isolierung, die von der Klinik offiziell als Zwangsmaßnahmen bezeichnet wurden, ist dieses Verhältnis etwas deutlicher als bei den Medikamenten. Am stärksten wirkt sich jedoch der Unterschied bei den Kuren aus: 64% dieser Maßnahmen erfolgten an Frauen, 36% an Männern. Frauen wurden also im Vergleich zu Männern fast doppelt so oft mit Kuren behandelt. Sehr stark ist die Geschlechterasymmetrie auch bei den hirnchirurgischen Eingriffen, die am Burghölzli durchgeführt wurden. Von den 162 Leukotomien, die für die 1940er- und 1950er-Jahre dokumentiert sind, waren über zwei Drittel Frauen.[17]

5.7 Ein Erklärungsansatz für die geschlechtsspezifischen Unterschiede

Diese geschlechtsspezifischen Unterschiede sind erklärungsbedürftig. Sie lassen sich nicht allein auf genetische oder biologische Faktoren zurückführen, sondern müssen auf soziokulturelle und ökonomische Dimensionen hin analysiert werden.[18] Im Folgenden zeige ich an einem *Fallbeispiel*, bei dem eine Insulinkur zum Einsatz kam, wie sich die geschlechtsspezifischen Unterschiede erklären lassen. Dabei geht es um eine Betrachtung des konkreten Sinnzusammenhangs, in dem die Maßnahme durchgeführt wurde; also sowohl um den psychiatrischen wie auch um den darin möglicherweise enthaltenen gesellschaftlichen Kontext. Gleichzeitig zeigt das Beispiel, wie die quantitativ festgestellte Geschlechterasymmetrie in einer Krankengeschichte zum Ausdruck kommen kann. Die Insulinkuren, die seit Beginn der 1930er-Jahre durchgeführt wurden, eignen sich besonders gut, um die Therapiemaximen von Ärzten und die Wirkungsmacht geschlechtsspezifischer Rollenbilder im therapeutischen Setting einer psychiatrischen Klinik zu analysieren. Diese Kuren mussten genau protokolliert

---

[17] Dieser Geschlechterdifferenz gehe ich in meiner Studie zum Thema Psychochirurgie in der Schweiz nach, die ich im Rahmen des Projekts »Internieren und Integrieren. Zwang in der Psychiatrie: Der Fall Zürich 1870–1970« durchführe.

[18] Für einen kurzen Forschungsüberblick s. Marietta Meier, Brigitta Bernet, Grenzen der Selbstgestaltung, Zur »Produktion« der Kategorie Geschlecht in der psychiatrischen Anstalt, in: Bettina Brand-Claussen, Viola Michely (Hg.), Irre ist weiblich, Künstlerische Interventionen von Frauen in der Psychiatrie um 1900, Heidelberg 2004, S. 37–44.

werden, weil die Therapie viel kostete, riskant war und einen hohen Betreuungsaufwand erforderte.

1936 wird die 25jährige Serviererin Lina Z. mit der Diagnose Schizophrenie ins Burghölzli eingeliefert. Sie sei vor sechs Monaten von ihrem Verlobten verlassen worden, weshalb sie schwermütig und nervös geworden sei, nächtelang nicht mehr zu Bett ging und auf Initiative des Dorfpfarrers schließlich interniert wurde. Die Ärzte beschreiben Lina Z. als »derb, ungeschminkt und unflätig« und als »nervöses und aufmüpfiges Mädchen«. In der Klinik wehrt sich Z. gegen die Internierung, zerreißt ihre Kleider und schlägt die Wärterinnen. Sie pendelt zwischen Aufregungszuständen und »nettem Arbeiten«. Zwei Monate nach dem Eintritt wird eine Insulinkur angesetzt. Obwohl die Patientin große Angst vor den Spritzen hat und »nach dem Insulin jeweils weint«, scheint sich vorübergehend doch ein »Erfolg« einzustellen: In der Krankengeschichte wird festgehalten, dass Lina Z. – obwohl erschöpft von der morgendlichen Kur – am Nachmittag »nett und ruhig« oder »fleißig und geordnet« arbeitet und zum Arzt einen »guten Rapport« hat. Leider wirke sie immer ausgezehrter und äußere »stereotyp, man solle jetzt aufhören mit der Spritzerei«. Sonst aber sei sie »sehr nett, sogar einsichtig in ihre Krankheit und feinfühlig«. Diese Periode bezeichnet man im Dossier als »engelhafte« Phase. Nach einer Überdosis Insulin fällt Lina Z. ins spastische Koma, worauf sie »wieder aufsässig und läppisch« wird und die »engelhafte« Phase ein abruptes Ende findet. Obwohl die erwartete Besserung noch nicht eingetreten ist, wird sie schließlich der drängenden Mutter mit nach Hause gegeben. Das Fazit der »Gemeinsamen Untersuchung«, die unter dem Klinikdirektor Hans Wolfgang Maier stattfindet, lautet: »Hebephrenie, die durch Insulin-Kur sozialisiert ist. Affektivität noch deutlich läppisch, kann aber doch entlassen werden, was sicher nicht der Fall ohne Kur wäre.«[19]

Auch zahlreiche andere Patientinnen, die man mit Insulinschock behandelte, werden vor der Kur als grob und aggressiv beschrieben. Mit der Therapie verfolgte man offenbar meist das Ziel, die Patien-

[19] Staatsarchiv Zürich, Z 100, KA-Nr. 31007. Das Fallbeispiel ist anonymisiert.

tinnen in einen Zustand zurückzuführen, der mit dem Adjektiv »nett« umschrieben wird. Man erwartete Fleiß, Einsicht und Feinfühligkeit; eigensinniges Verhalten führte zum ärztlichen Vertrauensbruch. Oft wird der Zustand der Patientin nach der Therapie als »dankbar«, »freundlich«, »gehorsam«, »willig«, »fleißig«, »zugänglich« oder »lieb« dargestellt – Begriffe, die ideale weibliche Verhaltensweisen und Eigenschaften beschreiben.[20] So heißt es etwa über eine erfolgreiche Kur: »Aus der anfänglich vertrotzten, völlig negativistischen, vor Aggression stehenden Pat.[ientin] ist jetzt ein liebes Kind geworden.«[21] Im Burghölzli waren die Therapiemaximen der Ärzte also klar durch geschlechtsspezifische Rollenbilder geprägt; ihre Wirkungsmacht beeinflusste auch die scheinbar neutrale, vom sozialen Kontext losgelöste medizinische Kunst.[22]

Der »Doppelstandard seelischer Gesundheit«[23] lässt sich auch bei der Behandlung von männlichen Patienten feststellen. Insulinkuren wurden bei Männern nicht in erster Linie bei Aggressivität, sondern eher bei Untätigkeit und Arbeitsscheu angewandt. Die Ärzte orientierten sich bei ihnen offenbar an einem Gesundheitsbegriff, in dem Be-

---

[20] Karin Hausen, Die Polarisierung der »Geschlechtscharaktere«, Eine Spiegelung der Dissoziation von Erwerbs- und Familienleben, in: Werner Conze (Hg.), Sozialgeschichte der Familie in der Neuzeit Europas, Neue Forschungen, Stuttgart 1977, S. 363–393, hier S. 366, 368.

[21] Staatsarchiv Zürich, Z 100, KA-Nr. 54567, Eintrag vom 4.8.1959.

[22] Vgl. zum Beispiel das »Genfer Gelöbnis« des Weltärztebundes von 1968: »Ich werde es nicht zulassen, dass Religion, Nationalität, Rasse, Parteipolitik oder sozialer Stand zwischen meine Berufspflicht und meine Kranken treten.« Bundesärztekammer (Hg.), Handbuch der Deklarationen des Weltärztebundes, Köln 1995, Dokument 17.

[23] 1970 erschien die viel zitierte Studie »Sex-Role Stereotypes and Clinical Judgements of Mental Health«. Sie zeigte, dass Ärzte für Frauen und Männer unterschiedliche Gesundheitskonzepte, also einen »Doppelstandard seelischer Gesundheit« vertraten, der mit den typischen gesellschaftlichen Geschlechterstereotypen zusammenhing. Weitere Untersuchungen bestätigten die Resultate weitgehend. Inge Broverman, Donald Broverman, Frank Clarkson, Paul Rosencrantz, Susan Vogel, Sex-Role Stereotypes and Clinical Judgements of Mental Health, in: Journal of Consulting and Clinical Psychology 34, 1970, 1–7.

tätigung und Arbeitsfähigkeit einen zentralen Stellenwert einnahmen. Zudem konzentriert sich das Protokoll bei Patienten viel stärker auf die intellektuellen Fähigkeiten: Die »Widerrede« oder »Unansprechbarkeit« männlicher Patienten lässt auf Kommunikationsversuche der Ärzte schließen, die nur scheitern können, wenn an sich auch eine Verständigung möglich wäre. Die »Ansprechbarkeit« oder »Anteilnahme« ist zwar auch bei Frauen ein positiv gewertetes Charakteristikum, sie ist jedoch nicht rational, sondern emotional konnotiert. Steht beim männlichen Gesundheitsideal eher die Denk- und Leistungsfähigkeit im Vordergrund, hängt das weibliche stark mit »Freundlichkeit« und gelungenem »affektivem Rapport« zusammen.

Die geschlechtsspezifischen, für Frauen zuweilen stark diskriminierenden Rollenbilder fanden also auch Eingang in die Praxis der Psychiater und strukturierten deren Handlungen. Insgesamt erhärtet sich deshalb der Eindruck, dass die Anstaltsordnung mit der gesellschaftlichen Geschlechterordnung übereinstimmte, die Frauen in entscheidenden Lebensbereichen – vor allem im Privatrecht, in Arbeit und Politik – benachteiligte.

Das Beispiel von Lina Z. zeigt exemplarisch, wie neben medizinisch-therapeutischen Überlegungen auch andere Faktoren den Einsatz von Maßnahmen motivierten, die von den Ärzten nicht als Zwangsmaßnahmen bezeichnet wurden. Beschäftigt man sich aus historischer Sicht mit dem Thema Zwang in der Psychiatrie, scheint es deshalb sinnvoll, nicht die Perspektive der Ärzte, des Pflegepersonals oder der Kranken zu dieser Frage zu übernehmen, sondern den Kontext zu untersuchen, in dem eine Maßnahme durchgeführt wurde, und die Motive zu analysieren, die in einer psychiatrischen Anstalt den Ausschlag für Maßnahmen gaben. Auf diese Weise kann versucht werden, die institutionelle Dynamik zu erklären, die verschiedenen Perspektiven der Betroffenen zueinander in Bezug zu setzen und dabei auch den gesellschaftlichen Kontext zu berücksichtigen, anstatt Autonomie und Zwang als dichotome, einander entgegengesetzte Phänomene zu verstehen.[24]

---

[24] Vgl. die Ausführungen von Jakob Tanner in diesem Band.

Inwieweit sind Richtlinien zur Begrenzung von Zwangsmaßnahmen hilfreich?

Daniel Hell

6.1 Zur Problematik von Richtlinien – 91

6.2 Zwangsmaßnahmen sind nicht nur ein psychiatrisches Phänomen – 92

6.3 Wie werden Zwangsmaßnahmen und insbesondere Zwangsbehandlungen definiert? – 93

6.4 Prinzip der Verhältnismäßigkeit – 94

6.5 Voraussetzungen zu Zwangsmaßnahmen – 95

6.5.1 Unter welchen ethischen und rechtlichen Voraussetzungen sind Zwangsmaßnahmen zulässig und zu rechtfertigen? – 95

6.5.2 Der Entscheidungsträger bei Zwangsmaßnahmen – 96

6.6 Zur Durchführung von Zwangsmaßnahmen – 97

6.6.1 Worauf ist bei der Durchführung von Zwangsmaßnahmen besonders zu achten? – 97

6.7 Schlussbemerkung – 98

Literatur – 98

6.1 Zur Problematik von Richtlinien

Zwangsmaßnahmen sind keine Handlungen, die empfohlen werden können. Sie sind immer nur im Einzelfall zu verantworten. Es wäre deshalb verfehlt, Richtlinien für die Anwendung von Zwangsmaßnahmen zu schaffen, wie es verfehlt ist, Zwangsmaßnahmen als Teil eines therapeutischen Prozesses zu sehen oder als medizinische Techniken zu behandeln.

Vielmehr dienen Richtlinien zunächst dazu, Zwangsmaßnahmen in der medizinischen Praxis möglichst zu vermeiden. Da aber Zwangsmaßnahmen in der Medizin nicht immer vermieden werden können und in der Notfallmedizin, in der Geriatrie und in der Psychiatrie zum klinischen Alltag gehören, macht es auch aus ethischer Sicht Sinn, sich über den Umgang mit Zwangsmaßnahmen Gedanken zu machen. Es wäre unangebracht, über recht häufig vorkommende Handlungen den Mantel des Schweigens zu hüllen und Zwangsmaßnahmen als Tabu zu behandeln, wie es ebenso unangebracht ist, Zwang als medizinisches Mittel einzusetzen und dessen Indikation bzw. Kontraindikation wie eine therapeutische Maßnahme zu diskutieren.

Die medizinisch-ethische Auseinandersetzung mit Zwangsmaßnahmen muss also der Herausforderung gerecht werden, auf der einen Seite die Anwendung von Zwangsmaßnahmen soweit wie möglich zu begrenzen. Sie muss auf der andern Seite eine Hilfestellung für den Umgang mit unumgänglich nötigen Zwangsmaßnahmen bieten.

In diesem Beitrag werden Überlegungen zusammengefasst, die eine **Expertengruppe im Auftrag der zentralen Ethikkommission der Schweizerischen Akademie der Medizinischen Wissenschaften** (SAMW) gemacht hat.[1]

[1] Die Expertenkommission setzt sich wie folgt zusammen: D. Hell (Vorsitz), H.-D. Brenner, V. Dittmann, C. Foppa, J. Gassmann, Ch. Hess, M. Leuthold, A. Michon, J.-P. Restellini, E. Rust, R. Schläpfer, B. Steck, U. Trottmann, M. Vallotton.

6.2 Zwangsmaßnahmen sind nicht nur ein psychiatrisches Phänomen

Als erstes verdient Beachtung, dass die Schweizerische Akademie der Medizinischen Wissenschaft sich nicht nur mit Zwangsmaßnahmen in der Psychiatrie, sondern ganz allgemein mit Zwangsmaßnahmen in der Medizin auseinandersetzt.

In der Öffentlichkeit werden medizinische Zwangsmaßnahmen fast ausschließlich mit psychiatrischen Praktiken in Zusammenhang gebracht. Auch in der wissenschaftlichen Aufarbeitung der Medizingeschichte werden praktisch nur Zwangsmaßnahmen in der Psychiatrie untersucht. Ein aktuelles Beispiel ist der von der Zürcher Gesundheitsdirektion in Auftrag gegebene Bericht von Jakob Tanner und Mitarbeitern zu den Zwangsmaßnahmen in der Zürcher Psychiatrie zwischen 1870 bis 1970. Es wird in der Öffentlichkeit kaum wahr genommen, dass medizinische Zwangsmaßnahmen sehr häufig außerhalb psychiatrischer Institutionen, z.B. in der Notfall- und Intensivmedizin, in der Pädiatrie und in geriatrischen Einrichtungen vorkommen. Noch häufiger sind Zwangsmaßnahmen in nicht medizinisch geleiteten Institutionen, z.B. in Pflegeheimen.

Die Fokussierung der öffentlichen Wahrnehmung auf die Psychiatrie dürfte einerseits damit zusammen hängen, dass psychische Störungen und psychiatrische Institutionen für viele Menschen schwer verständlich sind und dadurch zwielichtig erscheinen. Zum andern hat es die Psychiatrie auch tatsächlich mit besonders heiklen Fragen hinsichtlich der Anwendung von Gewalt zu tun. So wird bei einem medizinischen Notfall, z.B. einem Unfallopfer, das sich im Schockzustand gegen Hilfsmaßnahmen wehrt, kaum jemand die Notwendigkeit von Zwangseingriffen hinterfragen. Wo aber Aspekte der Sicherheit von Drittpersonen oder die Verhinderung der Selbstschädigung bei urteilsunfähigen Kranken im Vordergrund stehen – wie im Falle der Psychiatrie und immer häufiger auch im Falle der Altersmedizin – ist es nicht so eindeutig, ob das ethische Prinzip »Gutes tun«

die Einschränkung der Persönlichkeitsrechte und der Patientenautonomie tatsächlich aufwiegt.

6.3 Wie werden Zwangsmaßnahmen und insbesondere Zwangsbehandlungen definiert?

Als zweites hat sich die Expertenkommission der SAMW mit der Frage auseinandergesetzt, wie Zwangsmaßnahmen generell definiert werden können. Von Zwang kann grundsätzlich nur gesprochen werden, wenn man von einem freien Willen des Menschen ausgeht. Eine Zwangsmaßnahme verstößt dann gegen diesen erklärten oder mutmaßlichen Willen eines Menschen. Nun wird ein freier Wille neuerdings gerade von neurowissenschaftlicher Seite in Frage gestellt. Jede Handlung, auch die Äußerung eines Willens, sei nur die Folge einer determinierenden Kausalkette eines biologischen Geschehens.

Von forensischer Seite wird andererseits darauf hingewiesen, dass eine adäquate Willensäußerung nur bei Urteilsfähigkeit vorliegen könne. Deshalb seien Maßnahmen gegenüber urteilsunfähigen Menschen nicht als Zwangsmaßnahmen zu bezeichnen. Es handle sich in diesem Falle um eine Behandlung ohne Zustimmung, aber nicht um eine eigentliche Zwangsmaßnahme.

Die Expertengruppe hat sich dieser Argumentationsweise nicht angeschlossen. Sie geht davon aus, dass eine Zwangsmaßnahme vorliegt, wenn eine (auch medizinische) Handlung von Drittpersonen trotz verbaler oder averbaler Ablehnung dieser Handlung durch betroffene Personen erfolgt. Sie definiert Zwangsmaßnahmen als jene Eingriffe, die gegen den erklärten Willen eines Menschen, gegen physischen Widerstand oder bei Kommunikationsunfähigkeit gegen den mutmaßlichen Willen erfolgen.

Dazu gehören sowohl Freiheitsbeschränkungen, welche die Bewegungsfreiheit von Personen gegen ihren Willen einschränken (also fürsorgerische Freiheitsentziehung (FFE), Isolation, Fixation) wie auch Zwangsbehandlungen, bei denen nicht nur die Freiheit beschränkt, sondern auch die körperliche Integrität eines Menschen verletzt wird, z.B. bei einer unter Zwang abgegebenen Medikation.

Die im medizinischen Alltag angewandten Zwangsmaßnahmen sind nicht alle über einen Leisten zu schlagen. Es kann unterschieden werden zwischen Zwangsmaßnahmen in psychosozialen Notsituationen bei Erwachsenen, Zwangsmaßnahmen bei Kindern bzw. Jugendlichen und bei älteren verwirrten Menschen sowie Zwangsmaßnahmen in der somatischen Medizin. Diese einzelnen Problemfelder bedürfen einer speziellen Behandlung. Im Folgenden werden Überlegungen zu Zwangsmaßnahmen in der Erwachsenenpsychiatrie heraus gegriffen.

6.4 Prinzip der Verhältnismäßigkeit

Generell ist fest zu halten, dass bei allen Zwangsmaßnahmen in der Medizin das Prinzip der Verhältnismäßigkeit gewahrt werden muss, d.h. eine Zwangsmaßnahme muss erstens notwendig, zweitens proportional zur Schwere der Gefährdung und drittens nicht durch weniger einschneidende Maßnahmen ersetzbar sein. Anders gesagt: Weil Zwangsmaßnahmen außerordentlich traumatisierend sein können, ist in jedem Einzelfall zu prüfen, welche Maßnahme für den Betroffenen am wenigsten belastend ist. Zudem ist abzuschätzen, ob der zu erwartende persönliche und soziale Nutzen den möglichen Schaden eines solchen Eingriffes deutlich übertrifft bzw. ob er weniger gravierende Folgen hat als eine andere Maßnahme. Auch die Dauer der Zwangsmaßnahme ist den Umständen anzupassen. Zudem muss die Art der Zwangsmaßnahme nach bestem Stand des Wissens ausgewählt und möglichst reversibel sein.

Bei jedem Zwangseingriff in der Medizin ist zu berücksichtigen, dass auch somatische und psychische Schäden entstehen können. Somatische Schäden drohen durch längere Ruhigstellung infolge Fixation bzw. Sedation (z.B. Infektionen) oder durch körperliche Gewaltanwendungen (z.B. Prellungen oder Frakturen). Psychische Traumatisierungen sind bei Zwangsmaßnahmen umso eher zu erwarten, je mehr der Eingriff von den Betroffenen als ungerechtfertigt, beschämend oder gar als Vergeltung bzw. als gezielte Schädigung erlebt wird.

Es kann nicht - wie eingangs erwähnt - Aufgabe einer medizinisch-ethischen Kommission sein, für bestimmte Situationen die Anwendung von Zwangsmaßnahmen grundsätzlich zu empfehlen. Ihre Aufgabe beschränkt sich darauf, Richtlinien heraus zu arbeiten, die Medizinalpersonen in schwierigen Entscheidungsprozessen eine Hilfe sind, in dem sie auf ethische und juristische Voraussetzungen, persönliche und institutionelle Verantwortlichkeiten und praktische Probleme der Durchführung bei Zwangsmaßnahmen hinweist. Auf solche konkreten Fragestellungen wird im Folgenden noch etwas näher eingegangen.

6.5 Voraussetzungen zu Zwangsmaßnahmen

6.5.1 Unter welchen ethischen und rechtlichen Voraussetzungen sind Zwangsmaßnahmen zulässig und zu rechtfertigen?

Bekanntlich ist in der Schweiz zivilrechtlich neben dem Epidemiegesetz nur die fürsorgerische Freiheitsentziehung (FFE) eidgenössisch geregelt. Gesetzliche Grundlagen für Zwangsbehandlungen bestehen nur in einzelnen Kantonen. Entsprechend unterschiedlich und abhängig von den Gepflogenheiten einzelner Institutionen finden medizinische Zwangsmaßnahmen in der Schweiz auch statt.

Da in der Praxis oft nicht beachtet wird, dass die fürsorgerische Freiheitsentziehung keine ausreichende gesetzliche Voraussetzung für eine Zwangsbehandlung darstellt, sondern das FFE-Verfahren nur die Freiheitsbeschränkung aus fürsorgerischer Notwendigkeit heraus regelt, betont die Expertengruppe der SAMW, dass auch bei mit FFE eingewiesenen Personen Zwangsmaßnahmen im Einzelnen begründet sein müssen.

Es wird auch empfohlen, Zwangsbehandlungen – außer im akuten Notfall – nur anzuordnen, wenn eine FFE vorliegt. Freiwillig hospitalisierte Patienten, die nach Beurteilung der Klinikärzte eine Zwangsmaßnahme benötigen, sollten deshalb – außer in Notfällen – von einem unabhängigen Arzt nochmals hinsichtlich einer FFE beurteilt werden. Des Weiteren empfiehlt die Expertengruppe der SAMW, in Übereinstimmung mit dem Vorentwurf zum neuen Vormundschaftsrecht, die FFE-Einweisung in Zukunft nur mehr durch geeignete bzw. besonders geschulte Ärzte durchführen zu lassen.

Andererseits weist sie darauf hin, dass sich aus der Pflicht zur Hilfeleistung auch eine rechtliche Verpflichtung ableiten lässt, zum Schutz der Patienten oder von Dritten nötigenfalls eine Zwangsmaßnahme durchzuführen. Soweit zu den juristischen Voraussetzungen.

Zu den ethischen Voraussetzungen von Zwangsmaßnahmen gehört das Prinzip der Verhältnismäßigkeit, auf das bereits hingewiesen wurde. Es gibt aber auch eine ethische Verpflichtung des Staates, in den Institutionen die nötigen personellen Voraussetzungen zu schaffen, um so weit wie möglich auf Zwangsmaßnahmen verzichten zu können. Bekanntlich beeinflussen institutionelle und personelle Mängel die Entscheidung zu Zwangsmaßnahmen maßgeblich, dürfen jedoch dafür nicht als Legitimation dienen.

6.5.2 Der Entscheidungsträger bei Zwangsmaßnahmen

Wer soll insbesondere in Institutionen darüber entscheiden, dass eine Zwangsmaßnahme durchgeführt wird?

Die Expertenkommission der SAMW vertritt den Standpunkt, dass Zwangsmaßnahmen in medizinischen Institutionen zwingend einer ärztlichen Anordnung bedürfen. Nur in besonderen, perakuten Ausnahmesituationen können Zwangsmaßnahmen (außer Zwangsbehandlungen) auch ohne vorherige ärztliche Anordnung von Mitgliedern eines Behandlungsteams durchgeführt werden. Sobald wie möglich ist jedoch ein Arzt bei zu ziehen, welcher die Notwendigkeit der

Maßnahmen zu überprüfen sowie über das weitere Vorgehen zu entscheiden hat. Bei planbaren Zwangsmaßnahmen sollte generell die Zustimmung des ärztlichen Leiters bzw. seines Stellvertreters vorliegen. Nur in Notfällen kann auch der behandelnde Arzt entscheiden. Diese Empfehlung folgt im Wesentlichen dem Basler Psychiatriegesetz. Andere Kantone haben weniger strenge Vorschriften erlassen, die nach Meinung der Expertengruppe aber ergänzungsbedürftig sind.

Es wird zudem empfohlen, bei Zwangsmaßnahmen, die nicht dringlich angeordnet werden müssen, aber oft längerfristig wirksam sind, die vom Patienten bestimmte persönliche Vertrauensperson bzw. den gesetzlichen Vertreter um Zustimmung zu ersuchen.

6.6 Zur Durchführung von Zwangsmaßnahmen

6.6.1 Worauf ist bei der Durchführung von Zwangsmaßnahmen besonders zu achten?

Nach Auffassung der Expertengruppe der SAMW sollte jede Zwangsmaßnahme einem klaren Handlungskonzept folgen. Ist die Entscheidung zu einer Zwangsmaßnahme einmal gefallen, ist ein zielgerichtetes und entschiedenes Vorgehen aller beteiligten Personen erforderlich. Jegliche unnötige – auch verbale – Aggressivität ist dabei zu unterlassen. Es sind alle Maßnahmen zu ergreifen, die zu einer Deeskalation der Situation beitragen.

Erlaubt sind grundsätzlich nur Maßnahmen, die dem anerkannten aktuellen Standard des betroffenen medizinischen Fachgebietes entsprechen. Insbesondere dürfen nur ausreichend erprobte Medikamente und Therapieverfahren zur Anwendung gelangen.

Verboten sind Handlungen, die unnötig schmerzhaft sind oder die persönliche Freiheit, namentlich die Bewegungsfreiheit, mehr als unbedingt notwendig einschränken. Zwangsmaßnahmen dürfen in keinem Fall dazu eingesetzt werden, um Patienten zu disziplinieren oder zu bestrafen.

Bei der Durchführung von Zwangsmaßnahmen ist u.a. speziell darauf zu achten

- eine sichere Umgebung zu schaffen
- die Intimsphäre der Betroffenen zu schützen
- die Zwangsmaßnahme dem betroffenen Patienten klar und verständlich zu deklarieren
- vor der Verabreichung einer allfälligen Zwangsinjektion nochmals die Medikation per os anzubieten, im Wissen darum, dass dieses Vorgehen bereits einer Zwangsmaßnahme entspricht etc.

6.7 Schlussbemerkung

Die ausgearbeiteten Richtlinien für den Umgang mit Zwangsmaßnahmen in der Medizin stellen große Ansprüche an die betreffenden Institutionen und das Medizinalpersonal. Es gilt aber zu berücksichtigen, dass Zwangsmaßnahmen in jedem Fall einen schweren Eingriff in das Selbstbestimmungsrecht eines Menschen darstellen. Deshalb sollten die bestmöglichen Voraussetzungen geschaffen werden, um sie zu vermeiden. Wenn sie dennoch nötig sind, stellen sie eine besondere Herausforderung dar, die auch klare Richtlinien erfordern. Gerade im Zeitalter der Sparpolitik im Gesundheitswesen ist es besonders wichtig, dass die Psychiatrie sich primär zum Vertreter der Patienten macht und nicht vorab Interessen von gesellschaftlichen Gruppierungen oder Strömungen vertritt.

Literatur

Ernst K (1991) Behandlung gegen den Willen des Patienten: Spielraum und Nutzen der Psychiatriegesetze. Schweiz. Ärzteztg. 72: 1559–1562

Haas S (2001) Zur Problematik der Zwangsbehandlungen in der Psychiatrie. In: Hartwich P, Haas S (Hg) Aggressive Störungen psychiatrisch Kranker. Wissenschaft und Praxis Sternenfels, Berlin, pp. 131–141

Hell D (1998) Ethik in der Psychiatrie. Schweiz. Rundsch Med Prax 87: 34–37

Maier Th (2001) Die Praxis der Fürsorgerischen Freiheitsentziehung. Praxis 90: 1575–1581

pro mente sana aktuell (2002) FFE – Hilfe wider Willen. Schw. Stiftung Pro mente Sana 4/02

Psychiatriegesetz 322.100: Gesetz über Behandlung und Einweisung psychisch kranker Personen (Psychiatriegesetz) vom 18. September 1996. Der Grosse Rat des Kantons Basel-Stadt, 1.5.1998 / 49, pp.1–15

Röttgers HR, Lepping P (1999) Zwangsunterbringung und -behandlung psychisch Kranker in Großbritannien und Deutschland. Psychiat Prax 26: 139–142

Rüesch P, Miserez B, Hell D (2003) Gibt es ein Täterprofil des aggressiven Psychiatrie-Patienten? Nervenarzt 74: 259–265

Smolka M, Klimitz H. Scheuring B, Fähndrich E (1997) Zwangsmaßnahmen in der Psychiatrie aus der Sicht der Patienten. Nervenarzt 68: 888–895

Steinert T, Gebhardt R-P (2000) Erfolgen Zwangsmaßnahmen willkürlich? Psychiat Prax 27: 282–285

Zwang und Autonomie bei psychischer Krankheit –

Ein Dilemma für die Betroffenen und die Gesellschaft

Christoph Lauber

7.1 Fürsorgerische Freiheitsentziehung – 105

7.1.1 Indikationen – 106

7.1.2 Auswirkungen einer Zwangseinweisung – 107

7.2 Weitere Formen von Zwang und Freiheitseinschränkung bei psychischer Krankheit – 107

7.2.1 Zwangsbehandlung – 108

7.2.2 Moderne Eugenik – 108

7.3 Die Haltung von Betroffenen, Angehörigen, Therapeuten und der Allgemeinbevölkerung – 109

7.3.1 Die Betroffenen – 110

7.3.2 Die Angehörigen – 111

7.3.3 Die Therapeuten – 113

7.3.4 Die Allgemeinbevölkerung – 113

7.4 Zusammenfassung – 115

Literatur – 116

»No treatment should be provided against the patient's will, unless withholding treatment would endanger the life of the patient and/or those who surround him or her. Treatment must always be in the best interest of the patient« [1].

Persönliche Freiheit und Selbstbestimmung sind Grundwerte der westlichen Gesellschaft. Sie werden deshalb in der Rechtssprechung höher gewertet als das Recht auf Gesundheit und Behandlung im Falle einer Erkrankung. Die Psychiatrie bewegt sich seit jeher in diesem Dilemma, nämlich zwischen dem Recht des Betroffenen[1] auf Autonomie und Selbstbestimmung einerseits, dem Wissen um die möglichen schwerwiegenden Folgen ausschließlich selbstbestimmten Handelns andererseits. Traditionell wurde der Psychiatrie von der Gesellschaft neben der Funktion der ärztlichen Behandlung auch immer eine soziale Kontrollfunktion zugewiesen, die in den westlichen Ländern einerseits klare Aufgabe, andererseits immer wieder Gegenstand kritischer Reflektion bis hin zu dezidierter antipsychiatrischer Fundamentalkritik war und ist [2]. Deshalb gibt es in der Psychiatrie, aber auch in einem weiteren gesellschaftlichen Rahmen immer wieder Diskussionen, wie sehr die persönliche Autonomie und Freiheit von psychisch kranken Menschen eingeschränkt werden können und wie viel und welche Art von individuellem Zwang nötig ist. Sicherlich mitbeeinflusst von psychiatriekritischen antipsychiatrischen Stimmen setzt sich in den letzten Jahren der Grundsatz der »least restrictive measure« durch, d.h. dass die Behandlung von psychisch Kranken vom Prinzip geleitet wird, dass sie, sowohl in der Art wie auch vom Behandlungssetting her, so wenig einschränkend wie möglich erfolgen soll.

Dass sich in diesem Spannungsfeld Interessenkonflikte ergeben, ist unschwer vorstellbar. Insbesondere bei akuter psychischer Erkrankung, die mit akuter Selbst- und/oder Fremdgefährdung einher geht,

---

1 Um die Leserlichkeit zu gewährleisten, wird in diesem Text ausschließlich die männliche Form verwendet. Wo inhaltlich sinnvoll und nötig, ist die weibliche mitgemeint.

zeigen sich immer wieder Auseinandersetzungen, die sich (oft nur) aus der Rolle der Akteure und dem Grad der Betroffenheit heraus verstehen lassen. Die Betroffenen wünschen verständlicherweise eine maximale Autonomie und Freiheit und möglichst wenig Einschränkungen. Angehörige unterstützen diese Forderung der Betroffenen nicht immer ohne Vorbehalt, weil sie sehr oft mit den negativen Folgen direkt konfrontiert werden, z.B. wenn ein Patient, weil nicht unmittelbar fremd- oder selbstgefährdend, aus einer stationären Behandlung entlassen wird, obwohl die zur Hospitalisation führenden Symptome, die den sozialen Kontakt stark erschwerten, weiterhin vorhanden sind. Aus medizinischer Sicht wiederum ist das oberste Gebot die fachgerechte und dem Krankheitsverlauf entsprechende Behandlung und Betreuung. Schließlich scheint der Gesetzgeber zumindest unter gewissen Umständen eine Einschränkung von Freiheiten, mit anderen Worten ein gewisses Maß an Zwang, zu billigen, schildert er doch Situationen, in denen Freiheitsbeschränkungen möglich sind. Alle Beteiligten, seien dies die Direktbetroffenen, deren Angehörigen und Therapeuten oder der Gesetzgeber, betonen unisono, dass sie »im besten Interesse des Betroffenen« handeln. Dass sie jedoch sehr oft genauso von ihren eigenen Interessen geleitet werden, wird oft verschwiegen.

Oft ist die Diskussion von Betroffenen, Fachleuten und Laien auf die schwerwiegendste Form der Freiheitseinschränkung fokussiert, die fürsorgerische Freiheitsentziehung. Es müssen jedoch verschiedene Formen von Einschränkungen von Freiheiten und Rechten im Zusammenhang mit psychischen Erkrankungen unterschieden und somit untersucht werden. In diesem Beitrag soll zunächst auf die fürsorgerische Freiheitsentziehung, diejenige Form der Freiheitsbeschränkung, die am kontroversesten diskutiert wird, aber auch auf andere Formen von Rechtsbeschränkungen eingegangen werden. In einem zweiten Teil soll auf die Einstellung der verschiedenen Beteiligten eingegangen werden. Diese Meinungsäußerungen basieren auf entsprechenden Umfragen und berühren auch Fragen, die möglicherweise nicht vom Gesetzgeber vorgesehen sind, sondern nur als Meinungsäußerung in der Allgemeinbevölkerung vertreten werden.

7.1 Fürsorgerische Freiheitsentziehung

»Die fürsorgerische Freiheitsentziehung ist der schwerwiegendste Verlust der individuellen Freiheit, den die Gesellschaft einem Individuum auferlegen kann.«

Dieses Statement wurde vor über 30 Jahren in einer wissenschaftlichen Zeitschrift veröffentlicht [3, 4]. Unglücklicherweise hat sich die Situation seither nicht wesentlich verbessert. Wie bereits Høyer [3] bemerkt, erstaunt es, dass diesem Problem eine derart kleine gesellschaftliche Bedeutung zugemessen wird, obwohl die damit verbundenen Probleme als schwerwiegend betrachtet werden müssen. Selten werden z.B. die negativen Auswirkungen auf zwischenmenschliche Beziehungen, d.h. zwischen dem Betroffenen auf der einen Seite und seinem sozialen Umfeld – den Partnern, Freunden, Eltern und Therapeuten beispielsweise – auf der anderen Seite, angesprochen. Es tangiert zwischenmenschliche Beziehungen, die sich auf der Basis von Kooperation, Respekt und Gleichheit bewegen. Darüber hinaus sind die negativen Folgen einer Zwangshospitalisation für den Betroffenen, seien dies Angst, Verlust von Würde und Selbstrespekt, der Verlust von Kontrolle, der Verlust von Freiheit und das Recht auf Selbstbestimmung, vermindertes Selbstwertgefühl und Stigma, nur sehr selten Forschungsgegenstand [3]. Zumeist wird berichtet, dass die Patienten, die zwangsweise hospitalisiert wurden, schließlich doch mit der Hospitalisation einverstanden waren und die Behandlung akzeptierten [5]. Stabil blieb allerdings die Wahrnehmung, dass Zwang angewendet wurde. Ebenso wenig änderte sich die negative Einstellung der Betroffenen zur Zwangseinweisung.

Die Feststellung, dass es manchmal nötig ist, im Leben von psychisch kranken Menschen zu deren eigenen Schutz und Wohl gegen ihren Willen zu intervenieren, impliziert – insbesondere vor dem Hintergrund der vielfältigen Auswirkungen auf die zwischenmenschlichen Beziehungen – nicht zwingend, dass dies durch Professionelle in der Psychiatrie oder gar durch den eigenen Therapeuten erfolgen muss. Ich bin nicht der Auffassung, dass Psychiatrie ohne das Instrument der fürsorgerischen Freiheitsentziehung oder die Möglichkeit, jemand in Akutsituationen gegen seinen Willen zu behandeln, auskommen soll, nicht zuletzt auch im Interesse der Betroffenen. Die Diskussion ist eher dahin zu führen, wann und innerhalb welcher Rahmenbedingungen statt ob überhaupt die Psychiatrie Zwang anwenden soll.

7.1.1 Indikationen

Die Indikationen für die fürsorgerische Freiheitsentziehung kann grob in zwei Hauptkriterien unterteilt werden:

FFE im Interesse des Patienten wegen Selbstgefährdung. In einigen Ländern, so auch in der Schweiz, ist eine fürsorgerische Freiheitsentziehung zusätzlich möglich, wenn die nötige Betreuung andernorts und auf andere Weise nicht gewährleistet werden kann.

Zwang im Interesse von anderen, d.h. wegen Fremdgefährdung.

Die zwei Formen der fürsorgerischen Freiheitsentziehung stehen miteinander in Beziehung, sind jedoch nicht identisch. Das Kriterium der Gefährlichkeit kann im besten Interesse des Patienten gebraucht werden, beispielsweise um suizidales oder selbst zerstörerisches Verhalten zu vermeiden, aber auch im Interesse von Anderen, wenn der Patient andere bedroht [3]. Das Behandlungskriterium wird immer ausschließlich im Interesse des Patienten verstanden.

Voraussetzung für die Anwendung ist das Vorhandensein einer akuten psychiatrischen Erkrankung. Diese Definition gilt für die meisten westlichen Länder. Die Raten an fürsorgerischen Freiheitsentziehungen variieren zwischen den Ländern jedoch beträchtlich und sind abhängig von der jeweiligen nationalen oder regionalen Gesetzgebung: So erfolgen in Schweden 34% der Aufnahmen in eine psychiatrische Klinik unfreiwillig, während es in Portugal nur 3,2% sind [6–8]. In Deutschland sind es 17,7%, in Österreich 18% und schließlich im Kanton Zürich (Schweiz) 30,1% [6, 7]. Man kann aber davon ausgehen, dass es über die verschiedenen gesetzlichen Grundlagen hinaus noch eine regional und lokal unterschiedliche Handhabung der fürsorgerischen Freiheitsentziehung gibt, die allerdings sehr schwer zu untersuchen ist.

7.1.2 Auswirkungen einer Zwangseinweisung

Zwang wird damit gerechtfertigt, dass Zwangseinweisungen einerseits bisweilen nötig und andererseits die damit eingeleitete Behandlung erfolgreich seien. Diese Argumentation muss zumindest hinterfragt werden, da es wenige Studien gibt, die sich mit dieser Frage beschäftigen. Die meisten dieser Studien unterliegen methodologischen Problemen und die Resultate sind entsprechend kontrovers: Eine Studie zeigt beispielsweise, dass Patienten, die gegen ihren Willen behandelt werden, von der Hospitalisation profitieren, während andere Zwangseinweisung mit einer schlechteren Prognose und Behandlungscompliance verbinden [9, 10].

Psychiater tendieren dazu, die negativen Effekte von Zwang zu ignorieren und hinsichtlich des möglichen Nutzens für die Behandlung entsprechend zu optimistisch zu sein [3]. Mehrere Studien (z.B. [11, 12]) konnten zeigen, dass Patienten, die gegen ärztlichen Rat entlassen wurden, keinen schlechteren Verlauf zeigten als solche, die in gegenseitigem Einvernehmen aus der Klinik entlassen wurden.

7.2 Weitere Formen von Zwang und Freiheitseinschränkung bei psychischer Krankheit

Wie bereits eingangs festgestellt, macht sich die Diskussion um Zwang und Autonomie in der Psychiatrie, zumindest was im öffentlichen Diskurs in den deutschsprachigen Ländern wahrgenommen wird, meist ausschließlich an der fürsorgerischen Freiheitsentziehung oder ihren Äquivalenten fest. Dies spiegelt sich in der medizinischen Literatur wider. Auch dort finden sich beinahe ausschließlich Untersuchungen zur fürsorgerischen Freiheitsentziehung. Dass es noch weitere, möglicherweise genauso einschneidende, aber vielleicht subtilere oder weniger bekannte Formen von Einschränkungen gibt, soll im Folgenden untersucht werden.

7.2.1 Zwangsbehandlung

In verschiedenen Ländern ist es möglich, Menschen mit psychischen Erkrankungen unter gewissen Bedingungen zu einer Therapie zu verpflichten, die teilweise auch eine medikamentöse Behandlung umfasst. Diese Therapien können im ambulanten oder stationären Rahmen durchgeführt werden. Der Nutzen solcher Zwangstherapien ist kontrovers: einerseits werden vielversprechende Resultate berichtet. So fanden Swanson et al. [13] bei einer Gruppe von Menschen mit einer Schizophrenie, die eine ambulante Therapieauflage hatten, dass sich neben der besseren Compliance und der geringeren Symptomatik auch die Lebensqualität der Patienten verbessert. Dem gegenüber berichten Rain et al. [14], dass sich keine Verbesserung der Behandlungscompliance finden ließe.

Auf die Problematik der Zwangsbehandlung bei Menschen mit einer Substanzstörung soll hier explizit nicht eingegangen werden.

7.2.2 Moderne Eugenik

Nicht nur in nationalsozialistischen Zeiten wurden Überlegungen angestellt, ob und unter welchen Bedingungen Menschen mit psychischen Erkrankungen Nachkommen haben sollten (siehe verschiedene andere Beiträge in diesem Buch). Die diesbezügliche öffentliche Diskussion ist in den letzten Jahrzehnten jedoch, wahrscheinlich auch unter dem Eindruck der Gräueltaten der Nationalsozialisten, fast vollständig verstummt oder hat sich mit der Aufarbeitung der Vergangenheit beschäftigt. Seit kurzer Zeit jedoch wird aufgrund der raschen Weiterentwicklung der pränatalen Diagnostik und damit möglichen Implikationen auf das Fortführen der Schwangerschaft diese Diskussion, wenn auch in einem anderen Kontext, wieder aufgenommen. Diese Diskussion beschränkt sich nicht nur auf psychische Erkrankungen, sondern wird bei vielen schweren, genetisch determinierten chronischen Krankheiten geführt, z.B. bei der zystischen Fibrose [15] oder der autosomal-dominanten polyzystischen Nierenerkrankung [16]. Die Diskussion, ob bei intrauterin festgestelltem Gendefekt einer schwangeren Frau empfohlen werden soll, die Schwangerschaft abzubrechen, wird vor allem von Medizinethikern geführt. Die Entscheidung jedoch ist heute fast gänzlich den Betroffenen, also der Schwangeren und allenfalls deren Partner, überlassen. Einschränkungen werden staatlicherseits nur bezüglich der Zeitpunktes des Schwangerschaftsabbruchs gemacht. Die vormals staatlich festgelegte Entscheidung, die nicht immer, aber oft die latente Haltung der Allgemeinbevölkerung widerspiegelte, wird in jüngerer Zeit vorwiegend dem Individuum überlassen.

7.3 Die Haltung von Betroffenen, Angehörigen, Therapeuten und der Allgemeinbevölkerung

Wie wir gesehen haben, sind verschiedene Menschen beteiligt, wenn es zu einer Zwangseinweisung eines psychiatrischen Patienten kommt. Neben dem direkt Betroffenen sind es vor allem die involvierten Angehörigen des Betroffenen, die Ärzte und letztlich auch das gesellschaftliche Umfeld, in dem Zwangsmaßnahmen erfolgen. Im Folgenden sollen die verschiedenen Gruppen bezüglich ihrer Haltung näher untersucht werden.

7.3.1 Die Betroffenen

In einer eigenen Untersuchung konnten wir zeigen, dass Menschen mit eigener psychiatrischer Krankheitserfahrung, aber auch solche mit Familienmitgliedern, die psychisch krank sind, sich in ihrer Beurteilung über die fürsorgerische Freiheitsentziehung nicht wesentlich von der gleichzeitig befragten Allgemeinbevölkerung unterschieden [17]. Kjellin und Nilston [10] aus Schweden fragten psychiatrische Patienten, wer am ehesten fürsorgerische Freiheitsentziehungen anordnen sollte und bei welcher Indikation. Im Gegensatz zu den ebenso befragten Angehörigen und zu den in der Psychiatrie Beschäftigten waren nur 40% der Patienten der Meinung, dass Gefahr für Angehörige und die Gesellschaft ein Grund für eine Zwangseinweisung sei. Noch weniger, nämlich 29% der Patienten, meinten, dass Selbstgefährdung ein Grund sein könne. 39% der Zwangseingewiesenen und 52% der freiwillig Hospitalisierten fanden, dass Behandlungsbedürftigkeit ein Grund für eine fürsorgerische Freiheitsentziehung sei. Die überwiegende Mehrheit der Patienten war der Meinung, dass Ärzte und nicht Richter über die fürsorgerische Freiheitsentziehung entscheiden sollten. Immerhin war jeweils ein Drittel der Meinung, dass die Entscheidung des Arztes durch eine juristische Behörde sanktioniert werden sollte. Die Autoren schließen, dass medizinische und weniger soziale Konzepte die Vorstellungen dieser Patienten beherrschen.

Eine weitere Untersuchung konnte zeigen, dass Frauen mit viel stationär-psychiatrischer Vorerfahrung stationäre Einweisung häufiger freiwillig akzeptieren als Patientinnen ohne oder mit wenig stationärer Vorerfahrung. Bei Männern ließ sich ein solcher Zusammenhang nicht nachweisen [18, 19]. Der kurzfristige Behandlungserfolg war nicht abhängig vom Rechtsstatus der Patienten.

Auch bekannt ist die gegenteilige Entwicklung: McGorry et al. [20] haben posttraumatische Belastungsstörungen nach Hospitalisation im Rahmen einer erstmaligen Psychose beschrieben. Weiter würden etwa die Hälfte der von Längle et al. [21] untersuchten Patienten mit

Schizophrenie bei einem Symptomrückfall nicht freiwillig in die Klinik zurückkehren.

Was sagen die Betroffenen zur modernen Eugenik-Diskussion? Menschen mit einer bipolaren Störung und deren Partner sind der Auffassung, dass sie neue Erkenntnisse der Genetik, gäbe es z.B. die Möglichkeit, das für die bipolare Störungen verantwortliche Gen pränatal zu diagnostizieren, gerne in ihrer Familienplanung nutzen würden [22]. In einer andern Untersuchung war die Hälfte aller Befragten – Betroffene, Ärzte und Medizinstudenten – der Meinung, eine mögliche Schwangerschaft zu beenden, wenn Tests zeigen, dass das werdende Kind eine bipolare Störung entwickeln wird [23].

7.3.2 Die Angehörigen

Eigene und andere Untersuchungen haben gezeigt, dass die Möglichkeit einer Zwangseinweisung von Angehörigen durchaus begrüßt wird. In einer Untersuchung in der Schweiz konnten wir zeigen, dass Angehörige, meistens Eltern von an einer chronischen Schizophrenie Erkrankten, großmehrheitlich eine Zwangseinweisung befürworten, wenn es die Situation erfordert. In unserer Untersuchung waren 90% der Befragten für die Möglichkeit einer Zwangshospitalisierung. Steinert et al. [24] wollten in Deutschland eine ähnliche Untersuchung machen. Die Autoren schreiben:

»[Es war] zu beobachten, dass Personen, die regelmäßigen Umgang mit psychisch Kranken haben, einer Zwangsbehandlung ablehnender gegenüber stehen. Sofern Begründungen gegeben wurden, was nicht selten der Fall war, teilweise auch in langen Begleitschreiben, bezog sich die Ablehnung der Zwangsbehandlungen nahezu nie auf das psychiatrische Krankenhaus oder die Art der verabreichten Medikamente generell, sondern auf die Befürchtung einer für den weiteren Verlauf ungünstigen Traumatisierung. Zum Beispiel schrieb der Landesverband Baden-Württemberg der Angehörigen psychisch Kranker nach

Rücksprache mit dem Bundesverband dem Erstautor, dass den Mitgliedern nach vorzeitiger Erwägung eine Teilnahme nicht empfohlen worden sei. Es werde damit gerechnet, dass falls alle Mitglieder … Zwangsbehandlungen befürworteten. Jedoch könne dies so nicht beantwortet werden, ohne die genaueren Umstände einer tatsächlich erfolgenden Behandlung zu kennen. Aus leidvoller Erfahrung sei bekannt, dass uneinfühlsam durchgeführte Zwangsbehandlungen jahrelang wirksame Traumata hervorrufen könnten.«

Die Schweizer Autorengruppe [25] hat zusätzlich zur Meinung über Zwangshospitalisation noch weitere potentielle Einschränkungen von Recht und Freiheit untersucht, nämlich ob

- eine Frau, die an einer psychischen Krankheit litt, im Falle einer Schwangerschaft abtreiben soll;
- jemandem, der an einer schweren psychischen Krankheit litt, das Wahl- und Stimmrecht entzogen werden soll; und
- jemandem, der an einer schweren psychischen Krankheit leidet, der Führerschein entzogen werden soll.

Die diesbezügliche Haltung der Angehörigen ist interessant. 67,5% der Befragten (und 59,3% der Allgemeinbevölkerung) sind nicht der Auffassung, dass eine Frau, die an einer psychischen Krankheit litt, im Falle einer Schwangerschaft abtreiben soll. 90% (vs. 82% in der Allgemeinbevölkerung) glauben, dass jemandem, der an einer schweren psychischen Krankheit litt, das Wahl- und Stimmrecht nicht entzogen werden soll. Und schließlich sind 32,5% (und 59,5% der Allgemeinbevölkerung) der Meinung, dass jemandem, der an einer schweren psychischen Krankheit leidet, der Führerschein entzogen werden soll. Es fällt auf, dass bei den Fragen nach Abtreibung und Stimmrecht die Antwortverhalten von Angehörigen und Allgemeinbevölkerung vergleichbar sind, nicht jedoch bei den andern zwei Fragen. Die Interpretation der Befunde ist schwierig, weil nicht nach ›Begründungen‹ für die Antwort gefragt wurde.

7.3.3 Die Therapeuten

Zogg et al. [26] haben die Haltung von Psychiatern zu Zwangseinweisung im Falle einer schweren psychischen Erkrankung untersucht. 98,9% der Befragten waren der Auffassung, dass eine Zwangseinweisung bei psychisch Kranken, wenn es die Umstände gebieten, möglich sein sollten. Diese Resultate wurden in Untersuchungen in England und Deutschland insoweit bestätigt [27], als Psychiater mehrheitlich die Möglichkeit einer fürsorgerischen Freiheitsentziehung befürworten. In einer Untersuchung von Cullgren et al. [28] wird berichtet, dass Psychiater sich stark an die Meinung der Umgebung, zum Beispiel der Angehörigen oder anderer involvierter Helfer, anlehnen, wenn sie sich für oder gegen eine FFE aussprechen.

Es zeigte sich, dass in Deutschland vor allem Sozialarbeiter gegen die fürsorgerische Freiheitsentziehung votierten, in England eher Psychologen [27]. Die Autoren bringen das jeweils mit der berufsspezifischen Skepsis gegenüber Zwangsmaßnahmen in Zusammenhang. Diese Skepsis mag daher rühren, dass in den beiden Ländern die Sozialarbeiter bzw. Psychologen nicht in therapeutische Prozesse, die Zwangsmaßnahmen beinhalten, involviert sind, und somit auch keine diesbezügliche Verantwortung übernehmen müssen. Die abweichende Haltung von Sozialarbeitern und Psychologen kann auch auf die unterschiedliche Sozialisierung ihrer Profession zurückgeführt werden.

7.3.4 Die Allgemeinbevölkerung

Die Einstellung der Allgemeinbevölkerung zu Zwangseinweisungen wurde im Rahmen verschiedener Befragungen in Deutschland, England und in der Schweiz erhoben [25–27, 29]. Es zeigte sich in allen drei Untersuchungen, dass sich die Allgemeinbevölkerung großmehrheitlich für die Möglichkeit einer Hospitalisation gegen den Willen des Betroffenen ausspricht. Die Zustimmungsraten reichen, abhängig vom geschilderten Szenario, von knapp 60% bei einem Patienten mit einer Schizophrenie, multiplen Rezidiven in der Vorgeschichte und aktuell ausgeprägter Verwahrlosungsgefahr ohne Fremdgefährdung bis zu knapp 90% bei einem Patienten mit einer Erstmanifestation einer Erkrankung aus dem schizophrenen Formenkreis mit ausgeprägter Isolation und paranoiden Ängsten.

Wir haben zusätzlich untersucht, welche Faktoren die Einstellung zur Zwangshospitalisation beeinflussen [29]. Es zeigte sich, dass die Französische Schweiz signifikant mehr als die übrige Schweiz die Zwangseinweisung in eine psychiatrische Klinik unterstützt. Darüber hinaus fanden wir, dass Menschen mit höherer Bildung und solche, die negative Stereotypen über psychisch Kranke haben, vermehrt für Zwangseinweisungen sind, ältere Menschen und solche, die eine extreme politische Meinung vertreten, waren gehäuft gegen Zwangshospitalisierung. Wir interpretierten die Befunde dahingehend, dass die Schweizer Bevölkerung offenbar Vertrauen in die Möglichkeiten und Fähigkeiten der Psychiatrie hat und die breite Definition der fürsorgerischen Freiheitsentziehung stützt. Größere Betroffenheit, seien dies ältere Menschen, aber auch Menschen, die die Staatsgewalt eher fürchten, z.B. Anhänger politischer Extremmeinungen, sind gegen Zwangsmaßnahmen. Eine mögliche andere Interpretation kann sein, dass die Schweizer Allgemeinbevölkerung ein eher kustodiales oder paternalistisches Bild der Psychiatrie hat. Diese Interpretation kann allerdings nicht durch die verschiedenen Analysen bestätigt werden.

Wie schon ausgeführt, haben wir zusätzlich zur Meinung über Zwangshospitalisation noch weitere potentielle Einschränkungen von Recht und Freiheit untersucht (Abtreibung, Stimmrechtsentzug, Führerscheinentzug) [25]. Es zeigte sich eine Mehrheit für den Führerscheinentzug, die beiden andern Fragen wurden mehrheitlich abgelehnt. Die Ablehnung bzw. Befürwortung dieser Restriktionen wurde durch verschiedene Faktoren beeinflusst, z.B. das Geschlecht oder die kulturelle Zugehörigkeit. Frauen sind signifikant weniger bereit, Einschränkungen bei psychisch Kranken zu unterstützen. Verglichen mit der Deutschschweiz vertraten die Französische und die Italienische Schweiz deutlich öfters die Meinung, dass psychisch Kranken der Führerschein entzogen werden müsse. Die Italienische Schweiz votierte zusätzlich für eine Abtreibung bei Schwangerschaft, die Französische Schweiz für eine Beschränkung des Wahl- und Stimmrechts. Schließlich zeigte sich in allen drei befragten Gebieten, dass je größer die soziale Distanz – d.h. die Bereitschaft eines Menschen, in Beziehung zu jemandem zu treten, der stigmatisiert wird – ist, desto größer wird die Akzeptanz von Zwangsmaßnahmen und Einschränkungen gegenüber psychisch Kranken.

7.4 Zusammenfassung

Wir können festhalten:

Im öffentlichen Diskurs ist die fürsorgerische Freiheitsentziehung (FFE) ein Paradigma für Zwang in der Psychiatrie. Nichtsdestotrotz gibt es noch andere Zwangsmaßnahmen, die ebenso sehr der Diskussion bedürfen, z.B. die Frage, ob Zwangsbehandlungen sinnvoll sein können oder ob sich aus der sich weiterentwickelnden pränatalen Diagnostik Konsequenzen für die individuelle Familienplanung von Menschen mit psychischen Erkrankungen ergeben.

1. Es scheint eine generelle Einschätzung zu sein, dass Menschen mit einer psychischen Erkrankung innerhalb des Gesundheitssystems wenn nötig mit Zwang untergebracht, teilweise auch behandelt werden können. Diese Haltung wird von vielen Involvierten, seien dies Direktbetroffene, deren Angehörigen oder Therapeuten, aber auch von der Allgemeinbevölkerung geteilt. Die Begründung für diese Haltung ist vorwiegend, dass Menschen, die wegen ihrer psychischen Erkrankung einer Behandlung bedürfen, vor weiterer Verschlechterung geschützt werden sollen. Aber auch die Umgebung soll vor Menschen geschützt werden, die wegen ihrer psychischen Erkrankung als bedrohlich empfunden werden oder gegen andere Gewalt anwenden.

2. Ergebnis bzw. Nutzen dieser fürsorgerischen Freiheitsentziehung, z.B. in Bezug auf den Behandlungserfolg und die Auswirkung auf die sozialen und therapeutischen Beziehungen, stehen weiterhin auf dem Prüfstand.
3. Ebenso muss man davon ausgehen, dass es über die verschiedenen gesetzlichen Grundlagen hinaus große regionale und lokale Unterschiede in der Handhabung der fürsorgerischen Freiheitsentziehung gibt, die allerdings schwierig zu untersuchen sind.
4. Alle Beteiligten sagen von sich, dass sie »im besten Interesse des Betroffenen« handeln.

Literatur

1. Helmchen H. Die Deklaration von Madrid 1996. Nervenarzt 1998; 69(454):455
2. Steinert T, Hinuber W, Arenz D, Rottgers HR, Biller N, Gebhardt RP. Ethische Konflikte bei der Zwangsbehandlung schizophrener Patienten. Nervenarzt 2001; 72(9):700–708
3. Hoyer G. On the justification for civil commitment. Acta Psychiatr Scand Suppl 2000; 399:65–71
4. Livermore JM, Malmquist CP. On the justification of civil commitment. University of Pennsylvania Law Review 1968; 117(75):96
5. Gardner W, Lidz CW, Hoge SK, Monahan J, Eisenberg MM, Bennett NS et al. Patients' revisions of their beliefs about the need for hospitalization. Am J Psychiatry 1999; 156(9):1385–1391
6. Salize HJ, Dressing H. Epidemiology of involuntary placement of mentally ill people across the European Union. Br J Psychiatry 2004; 184:163–168
7. Frick U, Rüesch P, Neuenschwander M, Rössler W. Unfreiwillige psychiatrische Hospitalisierungen im Kanton Zürich 1995 bis 2001: wieviel? wer? wie? Mit welchem Ergebnis? Schweizer Archiv für Neurologie und Psychiatrie 2003; 154:116–126
8. Riecher A, Rössler W, Löffler W, Fätkenheuer B. Factors influencing compulsory admission of psychiatric patients. Psychol Med 1991; 21(1):197–208
9. Kaltiala-Heino R, Laippala P, Salokangas RK. Impact of coercion on treatment outcome. Int J Law Psychiatry 1997; 20(3):311–322
10. Kjellin L, Nilstun T. Medical and social paternalism. Regulation of and attitudes towards compulsory psychiatric care. Acta Psychiatr Scand 1993; 88(6):415–419

11. Ledwidge B, Glackman W, Paredes J, Chen R, Dhami S, Hansen M et al. Controlled follow-up of patients released by a review panel at one and two years after separation. Can J Psychiatry 1987; 32(6):448–453
12. McGlashan TH, Heinssen RK. Hospital discharge status and long-term outcome for patients with schizophrenia, schizoaffective disorder, borderline personality disorder, and unipolar affective disorder. Arch Gen Psychiatry 1988; 45(4):363–368
13. Swanson JW, Swartz MS, Elbogen EB, Wagner HR, Burns BJ. Effects of involuntary outpatient commitment on subjective quality of life in persons with severe mental illness. Behav Sci Law 2003; 21(4):473–491
14. Rain SD, Williams VF, Robbins PC, Monahan J, Steadman HJ, Vesselinov R. Perceived coercion at hospital admission and adherence to mental health treatment after discharge. Psychiatr Serv 2003; 54(1):103–105
15. Wertz DC, Rosenfield JM, Janes SR, Erbe RW. Attitudes toward abortion among parents of children with cystic fibrosis. Am J Public Health 1991; 81(8):992–996
16. Sujansky E, Kreutzer SB, Johnson AM, Lezotte DC, Schrier RW, Gabow PA. Attitudes of at-risk and affected individuals regarding presymptomatic testing for autosomal dominant polycystic kidney disease. Am J Med Genet 1990; 35(4):510–515
17. Lauber C, Falcato L, Rossler W. Attitudes to compulsory admission in psychiatry. Lancet 2000; 355(9220):2080
18. Steinert T, Schmid P. Effect of voluntariness of participation in treatment on short-term outcome of inpatients with schizophrenia. Psychiatr Serv 2004; 55(7):786–791
19. Steinert T, Schmid P. [Voluntariness and coercion in patients with schizophrenia]. Psychiatr Prax 2004; 31(1):28–33
20. McGorry PD, Chanen A, McCarthy E, Van Riel R, McKenzie D, Singh BS. Posttraumatic stress disorder following recent-onset psychosis. An unrecognized postpsychotic syndrome. J Nerv Ment Dis 1991; 179(5):253–258
21. Längle G, Mayenberger M. Die Rolle der Klinik im Verlaufe schizophrener Erkrankungen. Gesundheitswesen 2000; 62(1):9–14
22. Trippitelli CL, Jamison KR, Folstein MF, Bartko JJ, DePaulo JR. Pilot study on patients' and spouses' attitudes toward potential genetic testing for bipolar disorder. Am J Psychiatry 1998; 155(7):899–904
23. Smith LB, Sapers B, Reus VI, Freimer NB. Attitudes towards bipolar disorder and predictive genetic testing among patients and providers. J Med Genet 1996; 33(7):544–549
24. Steinert T, Hinüber W, Arenz D, Rottgers HR, Biller N, Gebhardt RP. Ethische Konflikte bei der Zwangsbehandlung schizophrener Patienten. Nervenarzt 2001; 72(9):700–708

25. Lauber C, Nordt C, Sartorius N, Falcato L, Rössler W. Public acceptance of restrictions on mentally ill people. Acta Psychiatr Scand Suppl 2000;(407):26–32
26. Zogg H, Lauber C, Ajdacic-Gross V, Rössler W. Einstellung von Experten und Laien gegenüber negativen Sanktionen bei psychisch Kranken. Psychiatr Prax 2003; 30(7):379–383
27. Lepping P, Steinert T, Gebhardt RP, Rottgers HR. Attitudes of mental health professionals and lay-people towards involuntary admission and treatment in England and Germany – a questionnaire analysis. Eur Psychiatry 2004;19(2): 91–95
28. Kullgren G, Jacobsson L, Lynoe N, Kohn R, Levav I. Practices and attitudes among Swedish psychiatrists regarding the ethics of compulsory treatment. Acta Psychiatr Scand 1996;93(5):389–396
29. Lauber C, Nordt C, Falcato L, Rössler W. Public attitude to compulsory admission of mentally ill people. Acta Psychiatr Scand 2002;105(5):385–389

Zwangsmaßnahmen in der Psychiatrie

Ein innereuropäischer Vergleich

Harald Dreßing und Hans Joachim Salize

8.1 Einleitung – 121

8.2 Absolute Häufigkeit von Zwangsunterbringungen, Unterbringungsraten und Unterbringungsquoten – 125

8.3 Analyse der epidemiologischen Daten im Kontext unterschiedlicher gesetzlicher Regelungen und unterschiedlicher Versorgungsstrukturen – 131

8.4 Diskussion – 134

8.5 Ausblick – 140

Literatur – 142

8.1 Einleitung

Zwangsunterbringung und Zwangsbehandlung sind zentrale Themen ärztlicher Ethik und psychiatrischer Praxis, die seit mehr als 100 Jahren kontrovers diskutiert werden. Die gesetzlichen Grundlagen zu diesen Maßnahmen sind vor dem Hintergrund unterschiedlicher psychiatrischer Versorgungssysteme und verschiedener kultureller und gesetzlicher Traditionen in den einzelnen europäischen Ländern sehr heterogen. Die Thematik ist zudem stark emotional besetzt und wird oft eher mit ideologischen denn sachlichen Argumenten diskutiert. Der gesetzlich geregelte Einsatz von Zwangsmaßnahmen in bestimmten Behandlungssituationen unterscheidet die Psychiatrie von anderen medizinischen Fächern.

Zwangsmaßnahmen in der Psychiatrie stehen grundsätzlich in einem tripolaren Spannungsverhältnis, das aus folgenden Eckpunkten besteht: 1. Sicherung grundlegender Patientenrechte, 2. Sicherheitsbedürfnis der Öffentlichkeit und 3. Behandlungsbedürftigkeit des Patienten.

Fortschritte in der psychiatrischen Versorgung und sich ändernde gesellschaftspolitische Einstellungen führen dazu, dass in dem beschriebenen Spannungsverhältnis zu verschiedenen Zeiten unterschiedliche Schwerpunkte gesetzt werden.

Die starke Betonung der Menschenrechte hat sich in den letzten vierzig Jahren in der Psychiatriegesetzgebung in einer verstärkten Anstrengung niedergeschlagen, grundlegende Patientenrechte zu sichern, um Zwangsmaßnahmen in der psychiatrischen Behandlung zu reduzieren und einer stärkeren Kontrolle zu unterwerfen. Medizinisch paternalistische Ansätze, die die Behandlungsbedürftigkeit auch der Patienten betonen, die eine Behandlung krankheitsbedingt nicht selbst aufsuchen, wurden zurückgedrängt. Diese Tendenz hat in den letzten fünfzehn Jahren in vielen Ländern Europas zu erheblichen Änderungen der Unterbringungsgesetze geführt, mit dem eindeutigen Ziel, Zwangseinweisungen und Zwangsbehandlungen einzuschränken und eine freiwillige, wo immer möglich ambulante und konsentierte Behandlung zu fördern (Curran 1978).

Trotz dieser fortschrittlichen Bestrebungen der Gesetzgeber finden sich in einigen Ländern aber entgegen der ursprünglichen Intention steigende Zahlen für Zwangseinweisungen, und es wird in diesem Zusammenhang auch die Tendenz zu einer »Drehtürpsychiatrie« diskutiert (Wall et al. 1999, Darsow-Schütte und Müller 2001). Es stellt sich die Frage, ob die derzeit gültigen Unterbringungsgesetze, die sich oft ganz wesentlich auf Regelungen für stationäre Zwangsmaßnahmen fokussieren, die Aspekte einer modernen, gemeindenahen und vorwiegend ambulanten psychiatrischen Versorgung, bei der stationäre Behandlung nur kurz und im Sinne der Krisenintervention stattfindet, bereits ausreichend aufgegriffen haben. Den gesetzlichen Regelungen für eine weiterführende ambulante Behandlung nach einer Zwangseinweisung käme dabei auch eine entscheidende Bedeutung zu. Ebenso interessiert in diesem Zusammenhang, wie weit besonders aus den USA kommende Tendenzen zu einer ambulanten Zwangsbehandlung (Appelbaum 2001) bereits in den europäischen Unterbringungsgesetzen Eingang gefunden haben.

Weiterhin stellt sich die Frage, wie die erheblichen Fortschritte in der Behandlungsmöglichkeit von Psychosen durch neue nebenwirkungsarme Medikamente in die gesetzlichen Regelungen von Zwangsbehandlungen umgesetzt werden. Ist es unter Hinweis auf Selbstbestimmung und Patientenrechte ethisch vertretbar, Menschen eine wirksame Therapie vorzuenthalten und steuern wir tatsächlich auf eine Situation zu, die als »dying with their rights on« provokant umschrieben wurde (Treffert 1973)?

Neben diesem Konflikt zwischen Behandlungsbedürftigkeit und Patientenrechten ist aber auch eine gesellschaftliche Tendenz zu beachten, die psychisch Kranke als gefährlich und unberechenbar stigmatisiert (Angermeyer und Siara 1994, Angermeyer und Matschinger 1995).

Möglicherweise ist das Gefährlichkeitskriterium, das in vielen modernen Psychiatriegesetzen als eine Voraussetzung zur Zwangsunterbringung eingeführt wurde – und dessen Einführung als progressiv galt, weil es die Zwangsunterbringung erschweren sollte – ein Grund für die Reaktivierung des Stereotyps vom »gefährlichen psychisch Kranken« (Phelan und Link 1998). Eine auch politisch geförderte Tendenz zu präventiven Zwangseinweisungen (Spaeman 2001) sowie steigende Unterbringungszahlen in forensisch psychiatrischen Kliniken (Müller-Isberner et al. 2000, Schanda et al. 2000) müssen in diesem Zusammenhang auch beachtet werden, denn es bestehen komplexe Interdependenzen zwischen der psychiatrischen Regelversorgung, der forensischen Psychiatrie und dem Strafvollzug (Faulkner et al. 1989), deren gegenseitige Abgrenzung durch entsprechende Regelungen in den Psychiatriegesetzen stark beeinflusst wird.

In den letzten Jahren haben sich im Bereich der gesetzlichen Regelungen zur Zwangsunterbringung und Zwangsbehandlung in Europa bereits erhebliche Veränderungen ergeben, und es stehen weitere Änderungen an, die maßgeblichen Einfluss auf die psychiatrische Versorgung haben können.

Die Länder der Europäischen Union sind dabei, zu einer großen wirtschaftlichen und politischen Einheit zusammenzuwachsen. In Anbetracht einer zunehmenden europäischen Integration ist abzusehen, dass auch entsprechende Initiativen im Hinblick auf eine Harmonisierung der Psychiatriegesetze notwendig werden (Carney 2001). Eine Voraussetzung hierfür ist die systematische Analyse der unterschiedlichen gesetzlichen Grundlagen sowie deren Bewertung im Hinblick auf die Praxis.

Eine entsprechende umfassende Studie wurde für die Länder der europäischen Gemeinschaft bisher nicht unternommen, es liegen nur unsystematische Vergleiche zwischen der Gesetzgebung einzelner Länder vor (Laffont und Priest 1992, Legemaate 1995, Forster 1997, Röttgers und Lepping 1999, Van Lysbetten und Igodt 2000). Insgesamt ist ein erheblicher Mangel an Informationen auf diesem Gebiet zu beklagen. Methodisch saubere und vergleichbare Studien sind rar, und es existieren auch nur wenig international publizierte epidemiologische Daten aus offiziellen statistischen Erhebungen der einzelnen

Länder (Riecher-Rössler und Rössler 1993). Auf politischer Ebene wurde bereits 1994 das Fehlen einer Studie zur Gesetzgebung und Praxis der Zwangsunterbringung psychisch Kranker bemängelt (Assembly of the Council of Europe 1994).

In der vorliegenden Studie wird eine systematische Untersuchung der gesetzlichen Regelungen und der Unterbringungspraxis in allen Ländern der europäischen Union vorgenommen. Ein Schwerpunkt der Untersuchungen liegt auf der detaillierten Analyse der Voraussetzungen und des Ablauf des Unterbringungsverfahrens sowie deren Umsetzung in der Praxis. Außerdem werden epidemiologische Daten aus offiziellen nationalen Datenquellen zeitgleich erhoben und im Kontext der gesetzlichen Regelungen diskutiert (Dreßing und Salize, Salize und Dreßing 2004)

Nur eine systematische Untersuchung bestehender Gesetze und Praktiken in den einzelnen europäischen Ländern ermöglicht eine Analyse im Hinblick auf Gemeinsamkeiten und Unterschiede und eine Diskussion erkennbarer Stärken und Schwächen einzelner Regelungen. Entsprechende Analysen sollten nicht ausschließlich dem juristischen oder politischen Feld überlassen werden, da sie zentrale Themen ärztlicher Ethik betreffen. Die Fachkompetenz der Psychiatrie ist notwendig, um übergreifende Ideen zu einer Vereinheitlichung und Verbesserung der gesetzlichen Rahmenbedingungen zu entwickeln. Hierzu wurde unter Leitung des Verfassers ein Netzwerk von Experten in den Mitgliedsländern der Europäischen Union aufgebaut, um die aufgeworfenen Fragen zu untersuchen.

Aufgrund der hohen praktischen und gesundheitspolitischen Bedeutung der Fragestellung wurde die vorliegende Studie von der Europäischen Kommission – Health and Consumer Protection Directorate/Public Health – gefördert (Grant Agreement No. SI2.254882 (2000CVF3-407).

8.2 Absolute Häufigkeit von Zwangsunterbringungen, Unterbringungsraten und Unterbringungsquoten

◘ Tabelle 8.1 gibt einen Überblick über die Zwangsunterbringungen in verschiedenen Ländern.

Belgien

Als Zwangsunterbringung gezählt ist nur der Status bei Aufnahme. Die Zahl der Wechsel von zunächst freiwilligen zu zwangsuntergebrachten Patienten ist unbekannt.

Dänemark

Auch hier ist der Statuswechsel von zunächst freiwillig aufgenommenen Patienten zu zwangsuntergebrachten Patienten nicht erfasst.

Deutschland

Unterbringungsverfahren, die bei den Vormundschaftsgerichten anhängig sind (sowohl Verfahren nach Unterbringungsgesetzen der Länder als auch Verfahren nach dem Betreuungsgesetz). Es ist von einer Genehmigungsquote von etwa 90% auszugehen, der Rest erledigt sich z.B. durch Zustimmung des Patienten oder ablehnende Gerichtsentscheidungen (Marschner und Volckart 2001). Für die Berechnung der Unterbringungsquote wurde deshalb eine Genehmigungsquote von 90% zugrunde gelegt.

Italien

Prozentualer Anteil für die Region Lombardei.

Luxemburg

Die Unterbringungsquote ist berechnet auf die Gesamtzahl aller Aufnahmen für das Krankenhaus in Luxemburg, das als einziges für Zwangsaufnahmen akkreditiert ist.

Tabelle 8.1. Vergleich der Zwangsunterbringungen in verschiedenen Ländern

	Jahr	Episoden	Unterbringungs-quoten	Unterbringungs-raten
Aus	1999	14122	18	175
Bel	1998	4799*	5,8*	47*
Den	2000	1792*	4,6*	34*
Fin	2000	11270	21,6	218
Fran	1999	61063*	12,5*	11*
Ger	2000	163551*	15,9*	175*
Gree	–	–	–	–
Ire	1999	2729	10,9	74
Ita	1999	-	12,1*	
Lux	2000	396	26,4*	93
Net	1999	7000*	13,2*	44*
Port	2000	618	3,2	6
Spa	–	–	–	–
Swe	1998	10104	30	114
UK*	1998 1999	46300* 23822*	13,5*	93* 48*

Frankreich

13,2% HO Verfahren und 86,8% HDT Verfahren.

Niederlande

Berechnung bezieht sich auf die Gerichtsentscheidungen über Zwangsunterbringungen.

Großbritannien

Die Zahlen beziehen sich nur auf England. 1998 sind die Zwangsaufnahmen plus die zunächst freiwillig aufgenommenen Patienten, die aber dann zwangsuntergebracht wurden, enthalten. 1999 beinhaltet nur die Zwangsaufnahmen ohne die Gruppe der zunächst freiwillig aufgenommenen Patienten.

Als Datenquellen wurden soweit vorhanden nationale Statistiken genutzt. Die Daten stammen aus folgenden Quellen:

Österreich: Sozialministerium; Belgien: Gesundheitsministerium; Dänemark: Abteilung für psychiatrische Demographie der Univ. Aarhus und Gesundheitsministerium; Finnland: Nationales Forschungszentrum für Gesundheit, Helsinki; Frankreich: Gesundheitsministerium; Deutschland: Justizministerium (Zahlen zu anhängigen Unterbringungsverfahren); Italien: Keine nationalen Zahlen; Zahlen stammen aus einer regionalen Studie in der Lombardei (Gandini und Lora 2001); Irland: Health Research Board, Gesundheitsministerium; Niederlande: GGz-Nederland; Portugal: Kommission zur Überwachung des Unterbringungsgesetzes; Schweden: Gesundheitsministerium; Großbritannien: Statistics Division Department of Health.

Die Daten zur Unterbringungshäufigkeit sind nur bedingt vergleichbar. In manchen Ländern wird die Gesamtzahl der Episoden von Zwangshospitalisierungen erfasst. Einzelne Angaben enthalten dabei aber nicht die Gruppe der Patienten, die zunächst freiwillig in die Klinik gingen, im Verlauf der stationären Behandlung aber zwangsuntergebracht wurden (Belgien, Dänemark, England für das Jahr 1999). In anderen Ländern wiederum stehen nur die Zahlen der Gerichtsentscheidungen (Niederlande) oder der anhängigen Gerichtsverfahren

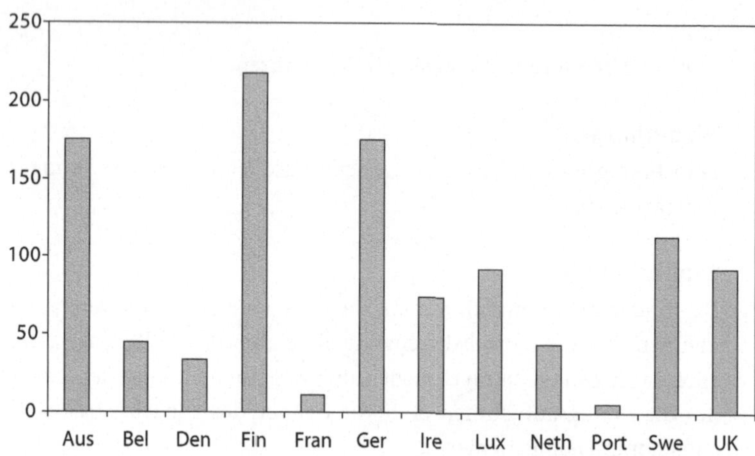

Abb. 8.1. Zwangsunterbringungen pro 100000 Einwohner (Erhebungsjahr und Quelle wie in Tabelle 8.1 angegeben)

(Deutschland) zur Verfügung. Aus Italien sind nur Zahlen aus der Lombardei verfügbar.

Auch wenn die dargestellten Zahlen also vorsichtig interpretiert werden müssen, erlauben sie doch unter Berücksichtigung der oben genannten methodischen Einschränkungen einen interessanten und weitgehend umfassenden Einblick in die epidemiologische Situation zur Zwangsunterbringung in den einzelnen Ländern.

In der Literatur werden die Unterbringungsraten als wichtige Größe für Vergleiche der Häufigkeiten von Zwangsunterbringungen herangezogen. Eine Übersicht der Unterbringungsraten zeigt Abb. 8.1.

Die Unterbringungsraten sind in den EU Ländern sehr unterschiedlich ausgeprägt und reichen von 6/100 000 in Portugal bis 218/100 000 Zwangsunterbringungen pro Jahr in Finnland. Auffällig sind auch die hohen Unterbringungsraten in Österreich und Deutschland mit 175/100 000. Die Berechnung der Unterbringungsraten bezieht sich auf Episoden von Zwangsunterbringungen bzw. bei Gericht anhängigen Unterbringungsverfahren. Auch in anderen versorgungsepidemiologischen Studien zur Zwangsunterbringung wurde die Zahl der Zwangseinweisungsepisoden zur Berechnung der Unterbringungsrate verwendet (Spengler und Böhme 1989). Dabei ist allerdings zu berücksichtigen, dass in Folge der zunehmenden Deinstitutionalisierung die stationäre Verweildauer erheblich verkürzt wurde und die Behandlungsepisoden steigen (Häfner 1987). Sind die Verweildauern in einem Land kurz und kommt es zu häufigeren Rehospitalisierungen, so kann damit auch die Unterbringungsrate steigen. Es ist nämlich davon auszugehen, dass bei verkürzter Verweildauer und Zunahme der Behandlungsepisoden nicht nur die Zahl der freiwilligen Behandlungsepisoden steigt, sondern auch die Zahl der unfreiwilligen Aufnahmen. Deshalb sind die Unterbringungsraten in den einzelnen Ländern nur bedingt miteinander zu vergleichen, da sie durch die Verweildauer und die Aufnahmefrequenz beeinflusst werden und damit auch von der jeweiligen Versorgungsstruktur eines Landes mitbestimmt werden. Einen besseren Vergleich erlauben deshalb die Unterbringungsquoten, die sich auf die Gesamtzahl der stationären Behandlungsepisoden beziehen und damit eine unterschiedliche Verweildauer und Aufnahmefrequenz in den Ländern berücksichtigen. Die Quoten sind in ◘ Abb. 8.2 dargestellt.

Auch bezüglich der Unterbringungsquoten ergeben sich allerdings erhebliche Unterschiede zwischen den EU Ländern. Die Unterbringungsquoten reichen von 3,2% in Portugal bis zu 30% in Schweden. Beim Vergleich sind allerdings wie schon ausgeführt unterschiedliche Erhebungsmethoden und Einschlusskriterien zu berücksichtigen. So wurden in Deutschland die anhängigen Gerichtsverfahren gezählt und nicht die Krankenhausepisoden. Da nur etwa 90% der anhängigen Gerichtsverfahren letztlich zu einer Unterbringung führen (Marschner und Volckart 2001), ist die aus den Gerichtsverfahren berechnete Unterbringungsquote etwas zu hoch. Für Belgien, Dänemark und Großbritannien (1999) ist zu berücksichtigen, dass zunächst freiwillig aufgenommene Patienten, die erst im Verlauf der Behandlung zwangsuntergebracht werden, nicht eingeschlossen sind. Insofern ist in diesen Ländern von einer tatsächlich höheren Unterbringungs-

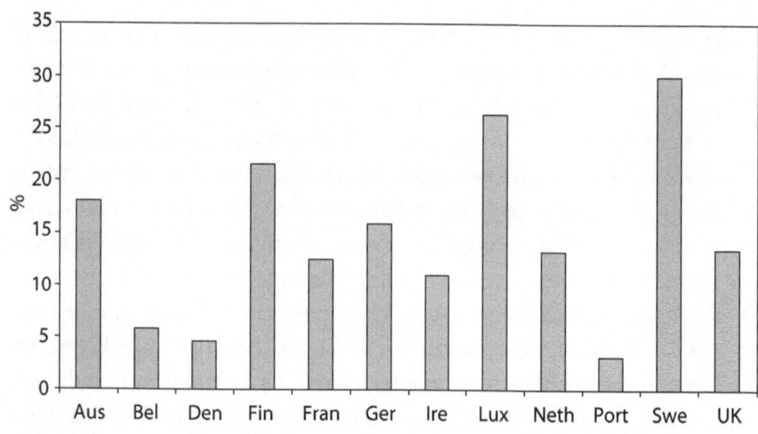

Abb. 8.2. Unterbringungsquoten (Erhebungsjahr und Quelle wie in Tabelle 8.1 angegeben)

quote auszugehen. Die Zahlen für Finnland beinhalten aufgrund besonderer gesetzlicher Regelungen auch kurzfristige Unterbringungen bis zu vier Tagen nur zur Beobachtung. Hierdurch sind alle fürsorglichen Zurückhaltungen miteingerechnet, die in Ländern, die ein separates Notfallverfahren haben, in den Quoten nicht miteinbezogen werden.

Bei der Quote Luxemburgs ist zu beachten, dass hier eine Konfundierung durch die Berechnung zustande kommt. Die Quote für Luxemburg bezieht sich nur auf das Krankenhaus, das als einziges in Luxemburg für Zwangsunterbringungen akkreditiert ist. Durch diesen Zuweisungsmodus ergibt sich zwangsläufig eine höhere Quote.

8.3 Analyse der epidemiologischen Daten im Kontext unterschiedlicher gesetzlicher Regelungen und unterschiedlicher Versorgungsstrukturen

Die Voraussetzungen und Verfahrensabläufe für Zwangsunterbringungen in den EU Ländern unterscheiden sich teilweise erheblich. Dennoch lassen sich drei wesentliche Merkmale definieren, die eine Zuordnung der EU Mitgliedsländer zu unterschiedlichen Gruppen erlauben.

1. Gruppierung der Länder nach dem Kriterium, das in den nationalen Gesetzen als notwendige Voraussetzung einer Unterbringung gefordert wird. Dabei können Länder zusammengefasst werden, die als obligate Unterbringungsvoraussetzung das Vorliegen des Gefährlichkeitskriteriums fordern (Österreich, Belgien, Frankreich im HO Verfahren, Deutschland, Luxemburg, Niederlande) und Länder in denen das Gefährlichkeitskriterium keine grundsätzliche Voraussetzung einer Zwangsunterbringung ist (Dänemark, Finnland, Griechenland, Irland, Italien, Portugal, Spanien, Schweden, Großbritannien). Die Einführung des Gefährlichkeitskriteriums erfolgt in der Regel mit dem Ziel, durch Definition restriktiver Unterbringungsvoraussetzungen Zwangseinsweisungen zu erschweren und damit seltener zu machen.
2. Gruppierung der Länder nach der letztlich über die Zwangsunterbringung entscheidenden Instanz. Hierbei kann man eine Gruppe von Ländern festlegen, die die Entscheidung über eine Zwangsunterbringung in der medizinischen Kompetenz belässt (Dänemark, Finnland, Irland, Luxemburg, Schweden, Großbritannien) sowie eine Gruppe von Ländern (Österreich, Belgien, Frankreich, Deutschland, Griechenland, Italien, Niederlande, Portugal, Spanien), die eine nicht medizinische Instanz einbezieht (Gericht, Staatsanwalt, Bürgermeister). Die Einbeziehung einer nicht medizinischen Instanz verfolgt auch das Ziel, durch eine Kontrolle der ärztlichen Entscheidungsfreiheit die Häufigkeit von Zwangsunterbringungen zu begrenzen.

3. Gruppierung der Länder nach der Stärke der rechtlichen Position des Patienten im Zwangsunterbringungsverfahren. Diese kommt am deutlichsten dadurch zum Ausdruck, ob dem Patienten obligatorisch ein Rechtsbeistand im Verfahren zugeordnet wird (Österreich, Belgien, Dänemark, Irland, Niederlande, Portugal) oder ob ein Rechtsbeistand nur auf Verlangen des Patienten zugeordnet wird (Finnland, Frankreich, Deutschland, Griechenland, Italien, Luxemburg, Spanien, Schweden, Großbritannien).

Es kann nun im Folgenden geprüft werden, welchen Einfluss die oben definierten Kriterien auf die Praxis haben. Hierzu werden die Unterbringungsquoten und Unterbringungsraten analysiert (◘ Tabelle 8.2).

◘ Tabelle 8.2 zeigt keinen erkennbaren Einfluss des Unterbringungskriteriums auf die Unterbringungsraten und Unterbringungsquoten. Die Unterschiede der beiden Gruppen sind nicht signifikant (p=1,00 für Unterbringungsrate; p=0,52 für Unterbringungsquote). Die Intention der Gesetzgeber ist es, durch die Anwendung des Gefährlichkeitskriteriums, die Häufigkeit der Zwangsunterbringung zu senken. Anhand der vorliegenden Daten lässt sich nicht zeigen, dass

◘ Tabelle 8.2. Unterbringungsquoten/-raten in Abhängigkeit vom Unterbringungskriterium (*N* Länder)

Gefährlichkeitskriterium obligat	N		Minimum	Maximum	Mittelwert	SD
Ja	6	Quote	5,8	26,4	15,3	6,8
	6	Rate	11	175	91	70
Nein	7	Quote	3,2	30	13,7	9,4
	6	Rate	6,0	218	89,8	74

Tabelle 8.3. Unterbringungsquoten/-raten in Abhängigkeit von der Entscheidungsinstanz (*N* Länder)

	N		Minimum	Maximum	Mittelwert	SD
Nichtmedizinische Anordnung	7	Quote	3,2	18	11,5	5,2
	6	Rate	6	175	76,5	78,1
Medizinische Anordnung	6	Quote	4,6	30	17,8	9,7
	6	Rate	34	218	104	61,8

Tabelle 8.4. Unterbringungsquoten/-raten in Abhängigkeit von obligatem Rechtsbeistand (*N* Länder)

	N		Minimum	Maximum	Mittelwert	Std. abw.
Rechtsbeistand obligat	6	Quote	3,2	18	9,20*	5,7
	6	Rate	6	175	63,5	58,8
Rechtsbeistand nicht obligat	7	Quote	12,1	30	18,8*	7,2
	6	Rate	11	218	117	72

die Voraussetzung des Gefährlichkeitskriteriums mit niedrigeren Unterbringungsquoten oder Unterbringungsraten einhergeht.

In der Gruppe von Ländern, die eine externe Entscheidungsinstanz in das Unterbringungsverfahren einbeziehen, sind Unterbringungsquoten und Unterbringungsraten im Mittel niedriger. Dieser Unterschied ist aber statistisch nicht signifikant (p=0,28 für Unterbringungsquote; p=0,37 für Unterbringungsrate; Tabelle 8.3).

Bei obligatorischer Einschaltung eines Rechtsbeistandes sind sowohl Unterbringungsquoten als auch Unterbringungsraten deutlich niedriger (◘ Tabelle 8.4). Für die Unterbringungsquote ist dieser Unterschied statistisch signifikant (p=0,03*). Für die Unterbringungsraten ist der Unterschied statistisch nicht signifikant (p=0,14).

8.4 Diskussion

In der vorliegenden Studie konnten epidemiologische Daten zur Zwangsunterbringung aus offiziellen nationalen Datenbanken in zwölf Ländern erhoben werden. Für Italien liegen nur Daten aus einer regionalen Studie vor, für Griechenland und Spanien konnten keine epidemiologischen Daten ermittelt werden. Einschränkend muss festgestellt werden, dass die Daten nur bedingt miteinander vergleichbar sind, da die verwendeten Ein- und Ausschlusskriterien nicht völlig übereinstimmen. Die jeweiligen Kriterien für die Datenerfassung sind aber bekannt, so dass ein recht umfassender Einblick in die aktuelle epidemiologische Situation zur Zwangsunterbringung in den EU Ländern möglich ist. Die Unterbringungsquoten und -raten sind sehr unterschiedlich und reichen von 3,2% bis 30% bzw. von 6/100 000 bis 218/100 000. Die niedrigsten Unterbringungsquoten haben Portugal mit 3,2% und Dänemark mit 4,6% und auch die Unterbringungsraten sind in diesen Ländern mit 34/100 000 (Dänemark) beziehungsweise 6/1 000 000 (Portugal) vergleichsweise niedrig. Der Charakter der in diesen beiden Ländern gültigen Unterbringungsgesetze ist aber sehr unterschiedlich. Das portugiesische Gesetz entspricht eher einem restriktiv legalistischem Ansatz mit obligater Voraussetzung des Gefährlichkeitskriteriums, Beiziehung zweier Gutachter und einem juristischen Entscheidungsmonopol. Das dänische Gesetz ist eher behandlungsorientiert und belässt die Entscheidungskompetenz in der Hand des Psychiaters. Trotz dieser diametral unterschiedlichen Gesetzeslage sind in beiden Ländern die niedrigsten Unterbringungsraten und -quoten in Europa zu verzeichnen. Befürworter eines legalistischen

Ansatzes zur Ausgestaltung der Unterbringungsgesetze begründen ihre Position mit dem Ziel einer Senkung der Unterbringungsquoten. In Anbetracht der niedrigen dänischen Zahlen, die im Kontext eines nicht legalistisch ausgerichteten Unterbringungsrecht zu sehen sind, erscheint diese Argumentation nicht zwingend. Vielmehr tragen offensichtlich Faktoren außerhalb des Gesetzes, wie z.B. Behandlungskultur, Versorgungslandschaft und regional administrative Regelungen, mindestens ebenso entscheidend zur Häufigkeit von Zwangsunterbringungen psychisch Kranker bei (Faulkner et al. 1989, Riecher-Rössler und Rössler 1992, Rössler et al. 1996). Für diese Annahme sprechen auch die hohen Unterbringungsquoten (18%) und Unterbringungsraten (175/100 000) in Österreich. Dort wurde 1992 ein ausdrücklich legalistisch ausgerichtetes Unterbringungsgesetz eingeführt, mit restriktiven Anforderungen an eine Zwangsunterbringung (zwei Gutachter, obligater Rechtsbeistand, juristisches Entscheidungsmonopol), die das Ziel verfolgen, Zwangshospitalisierungen möglichst zu vermeiden. Dennoch liegt Österreich sowohl bezüglich der Unterbringungsquote als auch der Unterbringungsrate an der Spitze der EU Länder und die Unterbringungsrate ist in den letzten zehn Jahren stark angestiegen. Eine Erklärung hierfür könnte sein, dass durch die strengeren gesetzlichen Vorgaben und Kontrollen nur eine größere Transparenz in die Praxis von Zwangsbehandlungen gebracht wurde und Zwangsbehandlungen jetzt regelmäßig als solche auch erfasst und formal juristisch benannt werden. Es ist nämlich davon auszugehen, dass psychiatrische Therapie häufiger auch mit verstecktem Zwang stattfindet (Rooney et al. 1996), der bei strengeren Kontrollen offengelegt wird und zu einer formalen Unterbringung führt.

Ein Beispiel für die Notwendigkeit der Berücksichtigung vielfältiger und komplexer Faktoren bei der Interpretation von Unterbringungsquoten und -raten zeigt die Analyse der finnischen Zahlen. In Finnland ist die Unterbringungsquote mit 21,6% und die Unterbringungsrate mit 218/100 000 sehr hoch. Das finnische Unterbringungsgesetz ist – ähnlich wie z.B. das dänische – wesentlich durch die Dominanz der ärztlichen Entscheidungskompetenz geprägt. Diese scheinbar ähnliche gesetzliche Regelung geht in Finnland nun aber im Gegensatz zu Dänemark mit hohen Unterbringungsquoten und -raten einher. Aus Untersuchungen über den Einsatz von Zwangsmaßnahmen in der stationären psychiatrischen Behandlung werden für Finnland hohe Raten für den Einsatz von Zwangsmaßnahmen berichtet. Insgesamt ergab eine Studie, dass bei 32% aller stationär behandelter Patienten – also nicht nur der zwangsuntergebrachten Patienten – Zwangsmaßnahmen zum Einsatz gekommen waren, was im internationalen Vergleich als sehr hoch bewertet wurde (Kaltiala-Heino et al. 2000). Eine mögliche Erklärung für die finnischen Zahlen könnte also der Einfluss einer spezifischen Behandlungskultur sein. Eine stärker paternalistisch fürsorgliche Einstellung als vorherrschende ärztliche Werthaltung, aus der heraus auch häufiger zu Zwangsmaßnahmen im vermeintlich besten Interesse des Patienten gegriffen wird, könnte höhere Unterbringungsquoten und -raten erklären. Bei der Bewertung der finnischen Zahlen ist aber zusätzlich zu beachten, dass die gesetzliche Regelung in Finnland eine vier Tage umfassende Unterbringung zur Beobachtung kennt. Das Verfahren hierzu ist zwar abgekürzt, denn es genügt das Gutachten von nur zwei Ärzten, für die länger andauernden Unterbringungen sind drei ärztliche Gutachten notwendig. Allerdings gehen auch diese viertägigen Unterbringungen zur Beobachtung in die Unterbringungsquote Finnlands mit ein. Dies dürfte eine weitere Erklärung für die hohe Unterbringungsquote und -rate Finnlands sein. Durch unterschiedliche Einschlusskriterien – die in diesem Fall auf der erwähnten gesetzlichen Regelung beruhen – wird eine Gruppe von Patienten miterfasst, die in die Statistik der anderen EU Länder nicht obligatorisch eingeht. In Deutschland werden solche Beobachtungsperioden ohne formale Anordnung einer Unterbringung z.B. als fürsorgliche Zurückhaltungen bezeichnet, die in der Statistik über Zwangsunterbringungsverfahren nicht auftauchen. Für Deutschland hat Spengler z.B. auf etwa 30 Zwangseinweisungen 10 fürsorgliche Zurückhaltungen ermittelt, die nicht in die Unterbringungsquoten eingehen (Spengler 1994). Die in der vorliegenden Studie für Deutschland ermittelte Unterbringungsrate mit

175/100 000 ist im Vergleich mit anderen EU Ländern relativ hoch. Dabei ist allerdings zu berücksichtigen, dass es sich bei dieser Zahl um die bei Gericht anhängigen Unterbringungsverfahren handelt, von denen nur etwa 90% letztlich zu einer Zwangsunterbringung führen, da sich der Rest durch Zustimmung des Patienten oder gerichtliche Ablehnung erledigt (Marschner und Volckart 2001). Die hohe Unterbringungsrate relativiert sich im übrigen, wenn man die mit 15,9% im Vergleich mit anderen EU Ländern eher durchschnittliche Unterbringungsquote berücksichtigt. Eine Erklärung für die Diskrepanz zwischen hoher Unterbringungsrate und eher mittlerer Unterbringungsquote dürfte in kürzeren und dafür häufigeren Krankenhausaufnahmen liegen. Bei kürzeren und dafür häufigeren stationären Behandlungsepisoden steigt auch die Zahl der Unterbringungsepisoden, die der Berechnung der Unterbringungsgrate zugrunde liegt. Die Unterbringungsquote als relative Kenngröße verändert sich dagegen nicht. Bei den in dieser Studie für Deutschland angegebenen Unterbringungsraten und -quoten ist weiterhin zu berücksichtigen, dass sie sowohl die öffentlich rechtlichen als auch die zivilrechtlichen Unterbringungen einschließen. In früheren versorgungsepidemiologischen Studien zur Unterbringungshäufigkeit wurden nur die öffentlich rechtlichen Unterbringungen erfasst (z.B. Spengler 1994). Da es aber regional sehr unterschiedlich ist, welche rechtliche Unterbringungsform zur Anwendung kommt und die zivilrechtliche Unterbringung zunehmend Anwendung findet und für mehr als die Hälfte aller Zwangsunterbringungen in Deutschland verantwortlich ist, geben Unterbringungsraten, die sich auf die öffentlich rechtliche Unterbringung beschränken, kein realistisches Bild. Insofern geben die in dieser Studie berechneten Unterbringungsraten und- quoten ein wesentlich umfassenderes Bild zur Häufigkeit von Zwangseinweisungen in Deutschland als es in bisherigen Studien mitgeteilt wurde.

Hinzuweisen ist auf die mit 11/100 000 relativ niedrige Unterbringungsrate in Frankreich, die sowohl die HO als auch die HDT Verfahren mit einbezieht. Schaut man sich die Unterbringungskriterien für eine Zwangsunterbringung in Frankreich an, so können diese für beide Verfahren als relativ restriktiv bezeichnet werden. Das obligat notwendige Gefährlichkeitskriterium im HO-Verfahren ist auf die Fremdgefährdung begrenzt. Im HDT Verfahren, das auf die Behandlungsbedürftigkeit abhebt, ist diese aber eingeschränkt durch die Formulierung, dass gleichzeitig die Einsichts- und Zustimmungsfähigkeit krankheitsbedingt aufgehoben sein muss. Diese restriktiven gesetzlichen Vorgaben könnten die relativ niedrigen Unterbringungsraten in Frankreich zumindest teilweise erklären.

In Schweden wurde 1992 eine Reform des Unterbringungsgesetzes vorgenommen und die Unterbringungskriterien restriktiver gefasst. Allerdings sind auch diese reformierten Unterbringungskriterien noch ausschließlich behandlungsorientiert (schwere psychische Krankheit und absolute Notwendigkeit für stationäre Behandlung). Davor bestehende noch viel weiter gefasste Unterbringungsmöglichkeiten (z.B. Unfähigkeit eines Patienten für sich selbst zu sorgen oder störendes Verhalten) wurden allerdings abgeschafft. Riecher-Rössler und Rössler prognostizierten in ihrer Arbeit 1993, dass die damals noch bestehenden hohen Unterbringungsraten von 248/100 000 in Schweden durch die Gesetzesreform sinken werden (Riecher-Rössler und Rössler 1993). Diese Prognose kann aufgrund der in dieser Studie erhobenen Daten bestätigt werden. Die Gesetzesreform in Schweden verdeutlicht, dass Einschränkungen der Unterbringungshäufigkeit nicht nur bei Anwendung des Gefährlichkeitskriteriums möglich sind, sondern durchaus auch mit behandlungsorientierten Gesetzen zu erreichen sind.

In den übrigen EU Ländern liegen die Unterbringungsquoten und -raten zwischen 10 und 15% bzw. 47/100 000 (Belgien) bis 93/100 000 (Luxemburg), obwohl wie oben ausgeführt, erheblich abweichende Regelungen für die Zwangsunterbringung existieren.

Da die epidemiologischen Daten zur Zwangsunterbringung deutliche Unterschiede in den EU Ländern aufweisen, wurde in der vorliegenden Studie die Hypothese geprüft, inwieweit unterschiedliche gesetzlich definierte Unterbringungskriterien mit divergierenden Unterbringungsquoten und – raten einher gehen. Hierzu wurden die Länder in zwei Gruppen eingeteilt: 1. Länder mit obligater Anwendung des Gefährlichkeitskriteriums und 2. Länder ohne obligate Anwendung des Gefährlichkeitskriteriums. Entsprechend der Intention der Gesetzgeber durch die obligate Einführung des Gefährlichkeitskriteriums die Unterbringungsquoten und -raten zu senken, wäre in der ersten Ländergruppe mit niedrigeren Quoten und Raten zu rechnen.

Anhand der in dieser Studie erhobenen Daten konnte aber zwischen diesen beiden Gruppen kein signifikanter Unterschied bei den Unterbringungsraten und -quoten festgestellt werden.

In einem zweiten Schritt wurde die Hypothese geprüft ob, die Einbeziehung einer nicht medizinischen Kontrollinstanz (Gerichte, Staatsanwalt, Bürgermeister) mit niedrigeren Unterbringungsquoten und -raten einhergeht. Auch diese Regelung erfolgt seitens des Gesetzgebers mit dem Ziel, die ärztliche Entscheidungsfreiheit zu kontrollieren und die Häufigkeit von Zwangseinweisungen zu begrenzen. Die Länder wurden für diese Fragestellung wiederum in zwei Gruppen aufgeteilt: 1. Länder mit nicht medizinischer Entscheidung über die Zwangsunterbringung und 2. Länder mit medizinischer Entscheidung über die Zwangsunterbringung. Dabei zeigte sich im Mittel eine niedrigere Unterbringungsquote und -rate in der ersten Gruppe, der Unterschied war allerdings nicht signifikant.

In einem dritten Schritt wurde die Hypothese geprüft, ob eine starke innere rechtliche Position des Patienten im Unterbringungsverfahren mit niedrigeren Unterbringungsquoten und -raten einher geht. Als wesentliches Kriterium für die innere rechtliche Position des Patienten wurde die obligate Beiziehung eines rechtlichen Beistands für den Patienten angesehen. Hiernach wurden die Länder in zwei Gruppen eingeteilt: 1. Länder mit obligater Beiordnung eines Rechtsbeistandes und 2. Länder ohne obligate Beiordnung eines Rechtsbeistandes. Hierbei zeigte sich in Ländern, die einem zwangsuntergebrachten Patienten obligatorisch einen Rechtsbeistand zuordnen eine signifikant niedrigere Unterbringungsquote und tendenziell auch eine niedrigere Unterbringungsrate.

Diese Ergebnisse erlauben folgende Interpretation. Übereinstimmend mit früheren empirischen Befunden (Monahan et al. 1982) kann über die Definition unterschiedlicher Unterbringungskriterien offensichtlich nur ein geringer Einfluss auf die Unterbringungspraxis erreicht werden. Dies stützt die von Hoyer aufgestellte These, dass allgemeine Haltungen und Wertvorstellungen in einem psychiatrischen Versorgungssystem einen bedeutenderen Einfluss auf die Unterbringungsraten haben als die gesetzlich vorgegebenen Unterbringungskriterien (Hoyer 2000).

Einen relevanten Einfluss auf die Unterbringungspraxis hat aber offensichtlich die Einbeziehung anderer Professionen in das Entscheidungsverfahren, wobei die obligatorische Zuordnung eines persönlichen Rechtsbeistandes im Verfahren den stärksten Effekt im Hinblick auf niedrige Unterbringungsquoten und -raten hat. Definiert man eine geringe Häufigkeit von Zwangseinweisungen als ein Ziel, so könnten gesetzliche Regelungen, die einem Patienten verpflichtend einen Rechtsbeistand zur Seite stellen, hierzu eine Möglichkeit eröffnen. Auch im Sinne einer besseren Transparenz und als vertrauensbildende Maßnahme wäre eine solche Regelung durchaus sinnvoll, da hierdurch auch versteckte Formen der Zwangsanwendung in der psychiatrischen Therapie eingeschränkt werden könnten.

8.5 Ausblick

Bei der Zwangsunterbringung und Zwangsbehandlung psychisch Kranker sind unterschiedliche Professionen beteiligt, und es werden auch unterschiedliche Ziele damit verfolgt. Im Mittelpunkt aller Überlegungen sollten die Bedürfnisse und Rechte des psychisch kranken Menschen stehen, wobei selbstverständlich auch berechtigte Interessen der Allgemeinheit auf Sicherheit und Ordnung mitbedacht werden müssen.

Bei der Behandlung psychisch Kranker wird es immer Situationen geben, in denen eine Behandlung ohne oder gegen den vermeintlichen Willen des Patienten notwendig ist, weil es in der Natur bestimmter psychischer Krankheiten liegt, dass sie die Einsichts- und Willensfreiheit vorübergehend einschränken können. Eine solche Maßnahme stellt einen Eingriff in grundlegende Freiheitsrechte dar. Es ist deshalb die Aufgabe von Gesetzen, diese Situationen näher zu bestimmen und rechtsstaatliche Verfahren hierfür zu definieren.

In modernen psychiatrischen Behandlungsansätzen sind Zwangsunterbringungen und Zwangsbehandlungen Maßnahmen der Krisenintervention, die nur im äußersten Notfall eingesetzt werden dürfen. Versteht man eine Zwangsunterbringung als ultima ratio einer psychiatrischen Krisenintervention, sollten die Regeln hierfür zumindest in einem gemeinsamen Kulturraum weitgehend identisch sein, da sich für die Therapie psychischer Erkrankungen ja auch ansonsten ein internationaler Behandlungsstandard zu etablieren beginnt. Davon sind die gesetzlichen Regelungen in den EU Ländern aber noch weit entfernt. Die teilweise erheblichen gesetzlichen Unterschiede machen deutlich, dass die Zwangsunterbringung immer noch mehr polizeirechtlichen Maßnahmen nahe steht – deren Regelung in der Hoheit der einzelnen Länder liegt – als dass sie als eine Form der psychiatrischen Krisenintervention aufgefasst wird.

Die gesundheitspolitische Bedeutung des Themas wird aber zunehmend registriert und auf europäischer Ebene kann das dargestellte Projekt als Schritt in die richtige Richtung bezeichnet werden. Die Analyse von Gemeinsamkeiten und Unterschieden in den Gesetzen und der Praxis ist die erste Voraussetzung auf dem Weg zu einer Harmonisierung dieser Regelungen im Hinblick darauf, die Zwangsunterbringung zu einem »ultima ratio Instrument« der Krisenintervention bei der Behandlung von psychischen Erkrankungen zu machen. In diesem Sinne ist eine Zwangsunterbringung ein Notfallverfahren, für das es, wie sonst in der modernen Psychiatrie üblich, standardisierte und operationalisierte Vorgehensweisen geben sollte, die in den Ländern der EU dann in gleicher Weise eingesetzt werden könnten. Über das im Rahmen dieses Projektes initiierte Meeting von psychiatrischen Experten hinaus ist für die Entwicklung solcher Standards die Einbeziehung aller am Geschehen beteiligter Gruppen notwendig. Es ist zu wünschen, dass ein entsprechender Prozess durch die vorliegende Studie in der Europäischen Union in Gang kommt, der ähnlich der in den USA etablierten »task force« zur Entwicklung von Leitlinien zur Zwangsunterbringung (Keilitz 1988, Wexler 1988) die Zusammenarbeit von medizinischen, juristischen, politischen und administrativen Professionellen sowie von Patienten und deren Angehörigen fördert, um einen gemeinsamen Standard für die Zwangsunterbringung zu etablieren.

Literatur

Angermeyer MC, Matschinger H (1995): Violent attacks on public figures by persons suffering from psychiatric disorders. European Archives of Psychiatry and Clinical Neuroscience 245: 159–64

Angermeyer MC, Siara CS (1994): Auswirkungen der Attentate auf Lafontaine und Schäuble auf die Einstellung der Bevölkerung zu psychisch Kranken. Nervenarzt 65: 41–56

Appelbaum PS (2001): Thinking Carefully About Outpatient Commitment. Psychiatric Services 52: 347–50

Assembly of the Council of Europe (1994): Recommendation 1235 on psychiatry and human rights

Carney T (2001): Globalization and guardianship Harmonization or (postmodern) diversity? International Journal of Law and Psychiatry 24: 95–116

Curran WJ (1978): Comparative Analysis of Mental Health Legislation in Forty-Three Countries: A Discussion of Historical Trends. International Journal of Law and Psychiatry 1: 79–92

Darsow-Schütte KI, Müller P (2001): Zahl der Einweisungen nach PsychKG in 10 Jahren verdoppelt. Psychiatrische Praxis 28: 226–29

Dressing H, H.J. Salize (2004) Nehmen Zwangsunterbringungen psychisch Kranker in den Ländern der Europäischen Union zu? Gesundheitswesen 66: 240–245

Dressing H, H.J.Salize (2004) Zwangsunterbringung und Zwangsbehandlung psychisch Kranker – Gesetzgebung und Praxis in der europäischen Union. Bonn: Psychiatrie Verlag

Faulkner LR, McFarland BH, Bloom JD (1989): An Empirical Study of Emergency Commitment. American Journal of Psychiatry 146: 182–86

Forster R (1997): Psychiatrische Macht und Rechtliche Kontrolle. Wien: Döcker

Gandini A, Lora AI (2001): Servizi pschiatrici dela regione Lombardia 1999. Milano: Regione Lombardia Sanita

Häfner H (1987): Do we still need beds for psychiatric Patients? An analysis of changing patterns of mental health care. Acta Psychiatrica Scandinavica 75: 113–26

Hoyer G (2000): On the justification for civil commitment. Acta Psychiatrica Scandinavica Suppl. 399: 65–71

Kaltiala-Heino R, Korkeila J, Tuohimäki C, Tuori T, Lehtinen V (2000): Coercion and restrictions in psychiatric inpatient treatment. European Psychiatry 15: 213–9

Keilitz I (1988): NCSC Guidelines for Involuntary Civil Commitment: A Workable Framework for Justice in Practice. Hospital and Community Psychiatry 39: 398–402

Laffont I, Priest RG (1992): A comparison of French and British mental health legislation. Psychological Medicine 22: 843–50

Legemaate J (1995): Involuntary Admission to a Psychiatric Hospital: Recent European Developments. European Journal of Health Law 2: 15–32

Lysbetten van T, Igodt P (2000): Compulsory psychiatric admission. Psychiatric Bulletin 24: 66–8

Marschner R, Volckart B (2001): Freiheitsentziehung und Unterbringung. München: Beck

Monahan J, Ruggiero M, Friedländer HD (1982): Stone-Roth Model of Civil Commitment and the California Dangerousness Standard. Archives of General Psychiatry 39: 1267–71

Müller-Isberner R, Freese R, Jöckel D, Cabeza SG (2000): Forensic Psychiatric Assessment and Treatment in Germany. International Journal of Law and Psychiatry 23: 467–80

Phelan C, Link BG (1998): The growing belief that people with mental illness are violent: The role of the dangerousness criterion for civil commitment. Psychiatry and Psychiatric Epidemiology 33: 7–12

Riecher-Rössler, A, Rössler W (1992): Die Zwangseinweisung psychiatrischer Patienten im nationalen und internationalen Vergleich – Häufigkeiten und Einflussfaktoren. Fortschritte der Neurologie und Psychiatrie 60: 375–82

Riecher-Rössler A, Rössler W (1993): Compulsory admission of psychiatric patients – an international comparison. Acta Psychiatrica Scandinavica 87: 231–6

Rooney S, Murphy KC, Mulvaney F, O´Callaghan E, Larkin C (1996): A comparison of voluntary and involuntary patients admitted to hospital. Irish Journal of Psychological Medicine 13: 132–7

Rössler W, Salize HJ, Riecher-Rössler A (1996): Changing Patterns of Mental Health Care in Germany. International Journal of Law and Psychiatry 19: 391–411

Röttgers HR, Lepping P (1999): Treatment of the mentally ill in the Federal Republic of Germany. Psychiatric Bulletin 23: 601–3

Salize HJ, Dressing H (2004) Epidemiology of involuntary placement of mentally ill people across the European Union British Journal of Psychiatry 184 (2) 163–68

Schanda H, Ortwein-Swoboda G, Knecht G, Gruber K (2000): The Situation of Forensic Psychiatry in Austria. International Journal of Law and Psychiatry 23: 481–92

Spaemann C (2001): Ausweitung der Unterbringung zum Zwecke der öffentlichen Sicherheit? Recht und Psychiatrie 19: 69–72

Spengler A (1994): Sofortige zwangsweise Unterbringungen in der Bundesrepublik Deutschland, 1991–1992: Erste Ergebnisse. Psychiatrische Praxis 21: 118–20

Spengler A, Böhme K (1989): Versorgungsepidemiologische Aspekte der sofortigen Unterbringung. Nervenarzt 60: 226–32

Treffert DA (1973): »Dying with Their Rights On«. American Journal of Psychiatry 130: 1041

Wall S, Hotopf M, Wessely S, Churchill R (1999): Trends in the use of the Mental Health Act: England 1984-96. British Medical Journal 318: 1520–21

Wexler DB (1988): Reforming the Law in Action Through Empirically Grounded Civil Commitment Guidelines. Hospital and Community Psychiatry 39: 402–5

Ethische Reflexionen zum Zwang in der Psychiatrie

Giovanni Maio

9.1 Formen des Paternalismus – 147

9.2 Voraussetzungen einer autonomen Willensbildung – 152

9.3 Das Prinzip der Autonomie in der Psychiatrie – 156

9.4 Wie lässt sich der Zwang moralisch rechtfertigen? – 158

9.5 Missbrauchsgefahren – 159

9.6 Der Zwang als Ultima ratio – 161

9.7 Schlussfolgerungen – 162

Literatur – 163

Die Respektierung der Autonomie des Kranken stellt eine grundlegende Maxime ärztlichen Handelns dar, denn jeder Verstoß gegen die Autonomie des Patienten bedeutet eine Nichtrespektierung der Freiheit des Menschen und damit eine Ignorierung seiner elementaren Grundrechte. Dem Prinzip der Autonomie liegt die Respektierung der prinzipiellen Unverfügbarkeit des Menschen durch Dritte zugrunde. Die Respektierung der Autonomie geht sogar so weit, dass der Wille des Patienten auch dann befolgt werden muss, wenn er aus der Perspektive des Arztes nicht geteilt wird. Denn ansonsten würde sich der Arzt anmaßen, den Lebensentwurf des Patienten zu bewerten, und das steht ihm in keiner Weise zu. So findet die Behandlungspflicht des Arztes dort ihre Grenze, wo sie zur Zwangsbehandlung wird. Dies gilt zumindest für einsichtsfähige Patienten. Doch was ist zu tun, wenn der Patient nur eingeschränkt einsichtsfähig ist und einen Willen formuliert, der eine extreme Selbstgefährdung impliziert? Kann in einem solchen Falle eine Ausnahme gemacht werden und eine Zwangsmaßnahme oder eine Zwangseinweisung vorgenommen werden? Von welchen Kriterien hängt die moralische Bewertung der Zwangsbehandlung ab? Zu dieser Frage möchte folgender Beitrag einige Anmerkungen aus der Perspektive der Medizinethik machen. Dazu werden zunächst verschiedene Paternalismusformen dargelegt, um davon ausgehend in einem zweiten Teil die Frage zu streifen, ab wann von einer autonomen Willensbildung gesprochen werden kann. In einem dritten Teil werden die vorausgegangenen Überlegungen auf das Handlungsfeld der Psychiatrie übertragen.

9.1 Formen des Paternalismus

Der unserer Fragestellung zugrundeliegende Wertkonflikt rankt sich um die sich scheinbar widerstreitenden Prinzipien der Autonomie und der Fürsorge. Ein solcher Konflikt tritt genau dann auf, wenn der Patient einen Willen zum Ausdruck bringt, dessen Befolgung negative Auswirkungen auf den Gesundheitszustand des Patienten zur Folge hat. In einer solchen Situation stellt sich daher die Frage, ob sich der Arzt über einen Willen des Patienten zu seinem »Wohle« hinwegsetzen darf. Diese Frage sei im Folgenden anhand des Paternalismusbegriffs weiter vertieft. Der Begriff des Paternalismus ist abgeleitet von der Metapher des wohlwollenden Vaters, der für seine unverständigen Kinder zu dessen Wohle entscheidet. Grundlage der Definition des ärztlichen Paternalismus ist das beabsichtigte Hinweggehen über die Präferenzen des Patienten mit dem Ziel, damit zum Wohle dieser Person zu handeln. In der Medizinethik unterscheidet man verschiedene Paternalismusformen, die bei solchen Fragestellungen wie der unsrigen stets im Auge behalten werden müssen.

Weicher/harter Paternalismus

Eine mögliche Form der Unterscheidung nimmt den Adressaten der paternalistischen Handlungen als Klassifikationskriterium. So lässt sich hier von einem *weichen Paternalismus* dann sprechen, wenn die Maßnahmen, die paternalistisch vorgenommen werden, sich nur indirekt auf den Patienten auswirken. Beispiel: Der Arzt weist den Patienten darauf hin, dass es doch unvernünftig sei, als Asthmatiker zu rauchen. Ein *harter Paternalismus* liegt dann vor, wenn der Arzt direkte Maßnahmen ergreift, die den Patienten in der Ausführung seiner Entscheidung hindern. Beispiel: Der Arzt beschränkt sich nicht darauf, den Patienten auf die gesundheitsgefährdende Wirkung des Rauchens hinzuweisen, sondern er nimmt dem Patienten die Zigarette aus der Hand. Beim weichen Paternalismus geht es also um den Versuch, den Patienten durch Sanktionen, Überredungen, Warnungen umzustimmen. So sind beispielsweise alle Verkehrswarnhinweise im Grunde Ausdruck von weichem Paternalismus. Dies macht deutlich, dass der weiche Paternalismus moralisch unstrittig ist. Beim harten Paternalismus erfolgt eine direkte Einwirkung oder Verhinderung. Diese Paternalismusform ist keineswegs unstrittig. Daher ist innerhalb des harten Paternalismus nochmals zu differenzieren.

Schwacher/starker Paternalismus

Joel Feinberg hat den harten Paternalismus in zwei Untergruppen (schwacher und starker Paternalismus) unterteilt.[1] Der *schwache Paternalismus* liegt vor, wenn der Arzt sich über den Willen eines nicht urteilsfähigen Patienten hinwegsetzt. Beispiel: Ein Patient mit fortgeschrittener Alzheimer Demenz möchte entlassen werden; der Arzt entscheidet, dass der Patient noch in der Klinik bleiben muss. Ein *starker Paternalismus* hingegen liegt dann vor, wenn der Arzt sich über den Willen eines einsichtsfähigen Patienten hinwegsetzt. Beispiel: Ein urteilsfähiger Patient bringt zum Ausdruck, dass er entlassen werden möchte. Der Arzt entscheidet, dass er bleiben muss. Die Unterscheidung zwischen schwachem und starkem Paternalismus erfolgt also anhand des Kriteriums der Einwilligungsfähigkeit. Ein schwacher Paternalismus liegt somit dann vor, wenn im Interesse des Fürsorgeprinzips ein Wille nicht berücksichtigt wird, der bestimmten noch auszuarbeitenden Kriterien nicht genügt.[2] Beim starken Paternalismus hingegen ist der Wille autonom, und er wird dennoch im Hinblick auf die Fürsorge nicht erfüllt. Eine solche Handlung ist grundsätzlich sehr schwer zu rechtfertigen. Ob sie jedoch kategorisch verurteilt werden kann, muss fraglich bleiben. Der Bioethik-Nestor James Childress bindet die moralische Vertretbarkeit des starken Paternalismus an das Erfülltsein folgender Bedingungen: a) es besteht keine Alternative zur Abwendung des Schadens, b) es handelt sich um einen ernsthaften abzuwendenden Schaden, c) durch den paternalistischen Akt entsteht kein ernsthafter Schaden, d) die zu erwartenden positiven Folgen des paternalistischen Aktes sind gewichtiger als der durch den paternalistischen Akt auferlegten Schaden, e) die Einschränkung des Respekts vor der Freiheit des anderen ist minimal.[3] Wenn z.B. ein einwilligungsfähiger Patient mit einem Tumorleiden im Endstadium den Wunsch äussert, in eine Studie eingeschleust zu werden, in der ein

---

[1] Feinberg 1971.

[2] Zur näheren Erläuterung dieser Kriterien siehe nächste Abschnitte.

[3] Childress, 1995.

neues Medikament ausgetestet wird, das sehr nebenwirkungsträchtig ist und nur in einem sehr geringen Prozentsatz einen therapeutischen Nutzen bringt, so wäre es ein starker Paternalismus, diesem Patienten die Teilnahme an der Studie zu versagen, wenn man davon ausgeht, dass durch diese Teilnahme eine Lebensgefahr für den Patienten verbunden ist. Auch wenn der Patient in seiner ausweglosen Situation eine solche Lebensgefahr auf sich nehmen möchte, könnte es im Sinne eines starken Paternalismus möglicherweise gerechtfertigt sein, diesen Willen abzuschlagen, weil damit ein großer Schaden für den Patienten abgewendet werden kann. Dieses Beispiel soll aufzeigen, dass es durchaus Situationen geben kann, in denen selbst der starke Paternalismus durchaus diskussionswürdig erscheint.

Der Philosoph Gerald Dworkin hat den Paternalismus als eine »Sozialversicherungspolice« beschrieben.[4] Man könnte also sagen, dass der momentane Wunsch eines Menschen dann missachtet werden kann, wenn damit einem tieferen Wunsche Folge geleistet wird. Die Argumentation geht von einem Begriff der Vernunft aus, der freilich nicht so leicht in konkrete Form zu bringen ist, der aber als Rechtfertigung einer paternalistischen Handlung fungieren kann. Die handlungsleitende Frage müsste hier also lauten: Würde der Patient zu einem späteren Zeitpunkt zu der von mir vorgenommenen paternalistischen Entscheidung eine positive Haltung einnehmen? Wenn davon auszugehen ist, dann erschiene ein solcher Paternalismus gerechtfertigt. Dworkin spricht in diesem Falle von einem »*rational consent*«, also von einer Einwilligung, die der Mensch, wäre er vernünftig, aussprechen würde. Allerdings müsste man hier Vernunft immer nur im Kontext des Lebensentwurfs des Patienten betrachten und nicht als generalisierbarer Maßstab, denn ansonsten würde der Rekurs auf die »Vernunft« der Bevormundung Tür und Tor öffnen. Daher wird es in der Praxis schwierig sein, die Grenze zwischen vernünftiger und un-

---

[4] Dworkin 1972, S. 65.

vernünftiger Einwilligung zu unterscheiden, da dies nicht ohne theoretische Konstrukte geht. Dennoch kommt man an einer solchen Unterscheidung nicht vorbei, denn wenn man jeden geäußerten Willen für bare Münze nähme, wäre man nicht davor gefeit, später auch für eine solche (verkürzte) Respektierung der Autonomie möglicherweise vom Patienten selbst gerügt zu werden.

So lässt sich festhalten: Während der weiche und schwache Paternalismus unter bestimmten Umständen moralisch gerechtfertigt erscheinen, lässt sich der starke Paternalismus nur in äußersten Ausnahmefällen rechtfertigen. Der starke Paternalismus wird moralisch vor allem daran scheitern, dass er gegen den Respekt vor der Freiheit des anderen verstößt, und dieser Respekt ist lexikalisch dem Fürsorgeprinzip überlegen. Dies lässt sich auch an folgendem Gedankengang verdeutlichen: der starke Paternalismus geht in der Regel damit einher, dass das Gegenüber nicht als ebenbürtiges Gegenüber betrachtet wird. Wenn man sich anschickt, zu sagen, der geäußerte Wunsch sei ein unvernünftiger oder übergehbarer Wunsch, dann macht man sich zum Richter über den anderen. Der andere wird, wie es Childress ausgedrückt hat, nicht als »moral equal« behandelt.[5] Ab dem Moment, da von einer autonomen Willensbildung ausgegangen werden kann, bleibt daher kaum ein Freiraum, diesen Willen zu missachten. Daraus wird deutlich, dass sich für unsere Fragestellung alles um die Kernfrage rankt, ab wann denn überhaupt von einer autonomen Willensbildung ausgegangen werden kann. Denn erst wenn eine autonome Willensbildung verneint werden kann, eröffnet sich die Möglichkeit, gegebenenfalls gegen den Willen des Patienten zu handeln.

---

[5] Childress, 1982.

9.2 Voraussetzungen einer autonomen Willensbildung

Damit von einer autonomen Willensbildung gesprochen werden kann, müssten schematisch gesehen mindestens fünf Voraussetzungen überprüft werden:

Einwilligungsfähigkeit (Kompetenz)

Die allererste Frage, die bei der Beurteilung einer Einwilligung geklärt werden muss, berührt die Frage nach der Einwilligungsfähigkeit des Patienten. Damit ist die Fähigkeit des Patienten gemeint, die relevanten Informationen des Aufklärungsgesprächs aufzunehmen und zu verarbeiten. Eine Einwilligungsfähigkeit läge im Grunde nur dann vor, wenn der Patient die Konsequenzen seiner Einwilligung übersehen kann und wenn es ihm möglich ist, mit der zu fällenden Entscheidung in ein positives Verhältnis zu treten. Wichtig hierbei ist die Überlegung, dass die Einwilligungsfähigkeit zum einen keine kategoriale Größe ist, die besteht oder nicht besteht, sondern diese Fähigkeit muss als eine graduelle Fähigkeit betrachtet werden, die man in Abstufungen haben kann. So ist ein Patient mit Alzheimer Demenz am Anfang seiner Erkrankung vollkommen einwilligungsfähig. Diese Fähigkeit geht dann in langsamen Schritten Zug um Zug verloren, und es ist nicht immer eindeutig festzumachen, ob der Patient noch Einwilligungsfähigkeit besitzt oder nicht. Außerdem muss bedacht werden, dass die Einwilligungsfähigkeit ein Prädikativum ist. Das heißt, dass sie nicht kategorisch gilt, sondern immer nur in Bezug auf bestimmte Entscheidungen. Beispiel: Allein dass ein Patient eine Schizophrenie hat, bedeutet nicht, dass alle seine Äußerungen Ausdruck von Inkompetenz und daher irrelevant seien. Im Gegenteil. Auch ein Patient mit Schizophrenie kann doch kompetent zum Ausdruck bringen, wie er sein Wohl definiert. Schwierig wird es erst in den Situationen, da die fehlende Krankheitseinsicht die adäquate Wahrnehmung und Interpretation der spezifischen Situation erschwert. Nur in diesem Falle wäre es gerechtfertigt, paternalistisch zu sein, keineswegs aber in anderen Fällen, in denen die Willensäußerung des Kranken sehr wohl kompetente Willensäußerungen sein können. So kann auch ein Patient mit Alzheimer Demenz zwar in Bezug auf eine Therapieentscheidung einwilligungsunfähig sein, doch dies bedeutet nicht, dass dieser Patient gleichsam auch für eine Entscheidung sein muss, die weniger Abstraktion erfordert wie die Frage nach Applikationsform einer Behandlung. So kann ein Patient mit Demenz, der nicht mehr beurteilen kann, wozu die Medikamente gut sind, die er nimmt, dennoch sehr gut beurteilen, ob er lieber ein Zäpfchen haben möchte oder eine Tablette. Daher muss die Frage der Einwilligungsfähigkeit immer in Bezug auf eine ganz konkrete Massnahme beurteilt werden. Zur Überprüfung solcher Fähigkeiten sind spezifische Untersuchungsmethoden entwickelt worden, so z.B. das »Aid to Capacity Assessment (ACE)«. Bei Unklarheit ist hierbei auf den Sachverstand des Psychiaters zurückzugreifen. Wenn dies nicht zur Klärung führt, so wird ein Gericht darüber entscheiden müssen.

Intentionalität

Das auf Autonomie hinzielende Aufklärungsgespräch müsste eine Handlung des Patienten hervorrufen wollen, die von diesem nicht nur geduldet, sondern auch beabsichtigt wird. Das heißt nichts anderes als dass der Patient idealiter das Gefühl bekommen müsste, dass er selbst der Urheber des Geschehens sei, ein Geschehen, das der Kranke bewusst und überlegt in seinen Aktionsplan einbaut. Demnach kann die Einwilligung, der kein Wille zur Akzeptanz aller aus der Einwilligung resultierenden Folgen zugrunde liegt, nicht als ein Ausdruck einer autonomen Entscheidung gedeutet werden.

Freiwilligkeit

Dieses Element der autonomen Handlung hängt mit dem Grundsatz der Intentionalität zusammen, geht aber nicht in ihm auf. Nicht jede nicht-intendierte Handlung muss gleichzeitig eine außengelenkte Handlung sein, und umgekehrt muss nicht jede beabsichtigte Handlung automatisch frei von Außensteuerung sein. Letztlich zielt die

Freiheit von Außenkontrolle darauf ab, dass die Handlung des Kranken – hier also die Einwilligung – nicht durch äußere Einflüsse gesteuert wird, durch Einflüsse, die vielfältigster Art sein können und von handfesten ökonomischen Einflüssen bis hin zu psychologischer Beeinflussung reichen können.[6] Die eine klare Grenze ist dort zu ziehen, wo der Patient zum Mittel von Interessen Dritter gemacht wird, dort also, wo *Nötigung* und *Manipulation* im Spiel sind. Ein unscharfer Grenzbereich ist dort erreicht, wo das Gespräch auf *Überredung* setzt; hier wird es vom Kontext abhängen, inwieweit die Einwilligung als Produkt einer Außenkontrolle oder als Ausdruck einer Übernahme der (ärztlichen) Sichtweise betrachtet werden kann. Eine Richtschnur ist hier die Frage, inwieweit die Handlungsabsicht Ausdruck der eigenen Freiheit ist und nicht nur Reaktion auf äußere Kräfte. Und so liegt es auf der Hand, dass die *Überredung* von der *Überzeugung* getrennt werden muss, denn letzteres impliziert gerade die freiwillige Übernahme fremder Ansichten. Das Aufklärungsgespräch also, das auf dem Moment des Überzeugens aufbaut, muss nicht zwangsläufig die Autonomie des Kranken gefährden. Wie wichtig der Aspekt der Freiwilligkeit ist, zeigt sich beispielsweise daran, dass die französische Wendung des »informed consent« lautet: »consentement libre et éclairé«. Hier wird also die Freiwilligkeit der Einwilligung gar vor die Aufgeklärtheit gestellt.

Verstehen

Das Verstehen gehört zweifelsohne zu den Kernvoraussetzungen für eine selbstbestimmte Handlung, aber was bedeutet »Verstehen«? Das Kriterium, an dem sich das Verstehen bemisst, ist nicht die Vollständigkeit der Information. Denn das Wissen um alle minutiösen Zusammenhänge und vorhersehbaren Folgen einer Handlung trägt nicht automatisch zum Verstehen der Handlung bei, weil viele dieser Infor-

[6] Hierzu gehören streng genommen aber auch Beeinflussungen, die auf Rollenerwartungen zurückzuführen sind, wie z. B. die Angst des Patienten, den Arzt zu enttäuschen oder seine Zeit zu verschwenden.

mationen für das Handeln irrelevant sind. So könnte man folgern, dass Verstehen weniger von der Vollständigkeit der gelieferten Information abhängt als vielmehr davon, inwiefern die Information *korrekt*, *adäquat* und vor allem *relevant* ist. Bei jeder ärztlichen Maßnahme ließen sich relevante von irrelevanten und trivialen Informationen unterscheiden. Nur die relevanten Aspekte würden dann Bestandteil einer jeden Aufklärung werden müssen. Während viele Ärzte dazu neigen, sich auf rein medizinische Informationen zu beschränken, betrachten viele Patienten ihre Erkrankung in Zusammenhang mit ihren sozialen Implikationen, in Zusammenhang mit den Folgen für die praktischen Lebensumstände des Kranken. Diese Aspekte und nicht nur die technischen Details müssten daher wesentliche Inhalte des Aufklärungsgesprächs sein, damit das Prinzip des Verstehens auch realisiert wird.

Authentizität

Als Grundvoraussetzung für eine autonome Handlung kommt zu diesen drei Elementen noch das Moment der Authentizität hinzu, was so viel bedeuten würde wie Wohlüberlegtheit. Dieses Element ist mit besonderen Fallstricken versehen, weil man mit dem Kriterium der Wohlüberlegtheit ständig Gefahr läuft, den Patienten erziehen oder gar bevormunden zu wollen. Doch ganz von der Hand zu weisen ist dieses Kriterium der Authentizität für eine autonome Handlung wiederum nicht, denn nur durch die Beachtung des Authentizitätskriteriums könnte verhindert werden, dass der Arzt Entscheidungen des Patienten auch dann unhinterfragt lässt, wo sie eindeutig dem subjektiven Wertmaßstab des Patienten zuwiderlaufen. Als Beispiel wäre die »irrationale« Überschätzung akuter Belastungen, wie Schmerzen oder andere Leidensformen, zu nennen.

9.3 Das Prinzip der Autonomie in der Psychiatrie

Bezogen auf die Psychiatrie lässt sich nach dem Gesagten festhalten: Die Krankheit für sich genommen reicht nicht aus, um eine fehlende Wahrnehmungsfähigkeit der Autonomie zu postulieren. Psychisch krank zu sein und möglicherweise anders zu fühlen oder zu denken wie viele andere kann kein Grund dafür sein, dieses Fühlen und Denken zu normieren, solange der Kranke in seinem Fühlen er selbst sein kann und in Beziehung treten kann mit anderen. Die Frage muss daher lauten: entspricht die Entscheidung des Patienten seiner Authentizität, ist sie Ausdruck seiner Existenzform oder ist sie allein Ausdruck seiner Krankheit? Leitend ist also die Frage, ob die Selbstgesetzgebung tatsächlich vorliegt oder ob die Gesetzgebung reines Produkt der Krankheit ist und somit nicht Ausdruck der Einzigartigkeit des Patienten.

Auch die fehlende Krankheitseinsicht kann allein nicht ausreichen, um die Autonomiefähigkeit zu verneinen, denn auch das Negieren der eigenen Krankheit kann unter bestimmten Umständen als Ausdruck einer Existenzform gewertet werden, die moralisch relevant sein kann. Der Patient kann immer nur in seiner eigenen Lebensgeschichte adäquat erfasst und verstanden werden. Daher ist es für die Beurteilung solcher Konstellationen wichtig, zu eruieren, welche Bedeutung dieser besondere Umgang mit Krankheit für den Kranken hat. So ließe sich beispielsweise annehmen, dass die Negierung der eigenen Erkrankung, also die fehlende Krankheitseinsicht eines alten Menschen eine Form des Kranken darstellt, mit der Krankheit fertig zu werden. Hier den kranken alten Menschen einfach zu zwingen, die Krankheit anzuerkennen oder ihn für vollkommen »inkompetent« zu erklären, würde diesem Patienten nicht gerecht werden.

Daraus wird deutlich, dass es um die Frage geht, ob der geäusserte Wille authentisch ist oder ob er nur ein Produkt der psychischen Krankheit darstellt. Damit verknüpft ist die Frage, ob der Patient überhaupt die Freiheit hat, sich nach seiner ureigenen Lebensauffassung zu entscheiden. Wenn ein Patient infolge psychischer Krankheit nicht in der Lage ist, sich so zu verhalten, wie es seiner ureigenen Persönlichkeit entspricht, so kann in diesem Fall von einem freien und authentischen Willen nicht ausgegangen werden. Freiheit impliziert die Befähigung, innerhalb eines bestimmten Spielraums wählen zu können.[7] Freisein bedeutet also die Fähigkeit, aus einer bestimmten Perspektive heraus über sich bestimmen zu können und gleichzeitig rein theoretisch eine andere Perspektive sich vorstellen zu können. Freisein impliziert somit das Vermögen, sich in Beziehung zu seiner Umwelt zu setzen. Ein freier Mensch müsste einen Vorschlag sowohl annehmen wie theoretisch ablehnen können.[8] Das heißt nichts anderes als dass nur derjenige sich auf die Freiheit berufen kann, der zumindest rein hypothetisch zwischen zwei Möglichkeiten tatsächlich wählen kann. Wenn ein Patient nun »Gefangener« seiner psychischen Krankheit geworden ist[9] und durch die Krankheit die Freiheit verloren hat, sich nach seiner eigenen Persönlichkeit zu richten, wenn dieser Patient aufgrund seiner Krankheit die Fähigkeit verloren hat, Entscheidungen zu treffen, die die eigenen sind, dann wäre es ein Missverständnis der Autonomie, dem geäußerten Willen schematisch zu folgen, ohne zu fragen, ob der Wille tatsächlich der Person entspricht. Ob die Freiheit des Patienten nicht gravierend eingeschränkt ist, kann der Arzt nur indirekt herausfinden. Dazu dienen Rationalitätskriterien wie die Fähigkeit, in Alternativen zu denken oder die Fähigkeit zum Rollen- und Perspektivenwechsel.[10]

---

[7] Eberhard Lungershausen hat in seinem bemerkenswerten Aufsatz von 1992 verschiedene Definitionsmöglichkeiten von Freiheit in Bezug auf die Psychiatrie zusammengetragen. Siehe näher Lungershausen 1992.

[8] Siehe hierzu näher Steinvorth 2002, S. 225f.

[9] Dieser Ausdruck stammt von Eberhard Lungershausen. Siehe Lungershausen 1992, S. 54.

[10] Siehe Irrgang u. Kunz 1992, S. 116.

9.4 Wie lässt sich der Zwang moralisch rechtfertigen?

Ein zentrales ethisches Problem besteht darin, dass die verlorengegangene Wahrnehmungsfähigkeit der Autonomie und die Existenz einer behandelbaren psychischen Erkrankung keineswegs allein ausreichen können, um deswegen eine Zwangsbehandlung vorzunehmen, denn ein Patient kann auch in seiner unbehandelten Krankheit, wenn er entsprechend sozial eingebettet ist, durchaus ein Leben führen, das ihm entspricht. Um die Frage des Zwangs aufkommen zu lassen, muss neben dem Verlust der Wahrnehmungsfähigkeit der Autonomie und neben der Behandlungsmöglichkeit der Krankheit noch etwas hinzukommen.

Man kann als Drittes Einwilligungskonstrukte als Voraussetzung wählen; so könnte man argumentieren, dass die Behandlung nur dann zu rechtfertigen sei, wenn sie dem früher geäußerten Willen entspräche, oder einem mutmaßlichen Willen oder einem später zu erwartenden Willen oder einer Vernunfteinwilligung oder auch einem in einer Patientenverfügung festgehaltenen Willen. Alle diese Konstruktionen leiden allerdings darunter, dass sie nicht ohne spekulative Momente auskommen. Daher werden sie teilweise unbefriedigend bleiben.

Nun könnte man argumentieren, dass der Zwang nur dann gerechtfertigt erschiene, wenn man damit die Wahrnehmungsfähigkeit der eigenen Autonomie wiederherstellt oder zumindest fördert. Dies ist in vielen Fällen ein gutes Argument, aber auch diese Bedingung allein kann nicht ausreichen, denn wenn man sich bei der Zwangsbehandlung allein auf diese Rechtfertigungsmöglichkeit beschränkte, hätte dies die weitreichende Konsequenz, dass der Zwang dort nicht mehr gerechtfertigt wäre, wo eine Wiederherstellung oder Verbesserung der Autonomiefähigkeit nicht mehr möglich wäre. Damit würden gerade die Schwerkranken ausgeschlossen.[11] Daraus wird deut-

[11] Siehe näher hierzu Berghmans 1998.

lich, dass es im besten Falle zwar um die Wiederherstellung der Autonomie gehen muss, aber für den Fall, dass diese Wiederherstellung nicht mehr möglich ist, kommt eine weitere Rechtfertigung hinzu, und diese Rechtfertigung ist die Ausrichtung am Fürsorgeprinzip, die es erfordert, einen Schaden für den Patienten abzuwenden und sein Wohl zu fördern. Es geht also darum, die Verlängerung von krankheitsbedingtem Leiden zu verhindern[12] und den Patienten vor einem Schaden zu bewahren, den er sich nicht zufügen würde, wenn er nicht psychisch krank wäre.[13]

Es ist nicht die Krankheit als solche und nicht eine bestimmte Form des Fühlens, was die Zwangsbehandlung rechtfertigen würde, sondern nur die Perspektive des Kranken, sofern er einer Chance beraubt wäre, zu einer Willensbildung zu gelangen, die seinem eigenen Lebenskonzept entspricht. Es geht um die Achtung vor dem kranken Menschen als eines um seiner Selbst willen existierenden Wesens und Subjektes. Nur diese Achtung kann die Begründung eines Handelns sein.

9.5 Missbrauchsgefahren

Es liegt auf der Hand, dass die Definierung der authentischen Person Probleme bereiten kann, denn mit dem Vorwand der Authentizität kann natürlich jede Art der Bevormundung und der Disziplinierung nichtkonformistischer Menschen der Boden geebnet werden. Die Zwangsbehandlung wird dann zum Problem, wenn mit der Zwangsbehandlung eine moralische Bewertung des Denkens, Fühlens und Handelns des Kranken verknüpft ist. Daher muss stets im Auge behalten werden, dass sich die Zwangsbehandlung nicht aus der Andersartigkeit des Denkens, Fühlens und Handelns des Kranken rechtfertigen lässt, auch nicht aus der Andersartigkeit seines Lebens, und auch

[12] Siehe Helmchen 2002, S. 434f.

[13] Siehe McLachlan u. Mulder, 1999, S. 732.

nicht einfach aus der Tatsache der aus unserer Sicht unvernünftigen Ablehnung. Nicht die gesellschaftlich definierte Norm ist Ausgangspunkt für diese Entscheidung, sondern die Norm, die dem Patienten selbst entspringt. Voraussetzung muss sein, dass die Krankheit dem Patienten die Chance genommen hat, eine Entscheidung zu treffen, die Ausdruck seiner eigenen Persönlichkeit ist. Es kann hier daher nicht um eine Bewertung der Entscheidung nach den Gesichtspunkten der Vernünftigkeit im Sinne des sozial Wünschenswerten gehen. Nicht die gesellschaftlich definierte Norm ist Ausgangspunkt für diese Entscheidung, sondern die Norm, die dem Patienten selbst entspringt.

Die psychiatriehistorischen Beispiele sind gekennzeichnet durch eine Vermengung dieser beiden Momente. Die Kritik an der Psychiatrie resultiert aus einer Kritik an dem Potential der Repression der Psychiatrie. Diese Kritik wird dadurch genährt, dass nicht nur in der Vergangenheit, sondern auch heute in manchen Staaten der Welt die Psychiatrie als Disziplinierungsinstanz missbraucht wird. Aus diesem historisch bedingten Misstrauen heraus mag eine Betonung der Abwehrkonzeption von Autonomie verständlich erscheinen. Eine Zwangsbehandlung, die mit einer moralischen Herabwürdigung des Seins des Kranken einhergeht, kann moralisch nie gerechtfertigt sein. Daher steht und fällt die Zwangsbehandlung mit dem Ziel und der Haltung, die der Behandlung zugrunde liegt. Das Ziel ist die Wiederherstellung von Freiheitsgraden, die Verhinderung von Schaden für den Kranken selbst und die Förderung eines Wohls, das nur aus der Perspektive des Kranken selbst in seiner Authentizität definiert werden kann. Ziel ist es, dem Kranken durch den passageren Entzug der Freiheit die Chance zu geben, zu einem höheren Grad an Freiheit zu gelangen oder damit zumindest einen Schaden zu vermeiden, der ansonsten eine weitere Marginalisierung und soziale Isolierung des Kranken zur Folge hätte. Die Haltung ist der Respekt vor der Einzigartigkeit eines jeden Kranken, der es erfordert, ihn in seiner Notlage zu verstehen und ihm helfend zur Seite zu stehen.

9.6 Der Zwang als Ultima ratio

Dass diese Hilfe in besonderen Ausnahmefällen mit einer Zwangsbehandlung verknüpft sein kann, ist tragisch. Deswegen tragisch, weil mit der Zwangsbehandlung wiederum ein Schaden zugefügt werden kann, der gerechtfertigt werden muss. Die Zwangsbehandlung kann nur als Ultima ratio in Betracht kommen und niemals als eine gute Lösung gesehen werden, da sie kaum frei von dieser Tragik sein kann. Doch die Tragik wäre keineswegs aufgehoben, wollte man sich auf eine kategorische Ablehnung der Zwangsbehandlung einigen, denn in diesem Falle wäre die eine Tragik durch eine weitere ersetzt. Die damit erkaufte Tragik bestünde darin, dass Menschen in ihrer Not aus einem falsch verstandenen Autonomieverständnis heraus alleingelassen und einer drohenden Verwahrlosung überlassen werden würden. Daher wäre für diese harten Fälle der kategorische Verzicht auf die Zwangsbehandlung nicht etwa als Ausdruck des Respekt vor der Autonomie des Kranken zu deuten. Eine solche Entscheidung wäre vielmehr als Ausdruck einer verschleierten Gleichgültigkeit vor dem Schicksal des Kranken zu betrachten, und damit stellte sie gerade einen Verstoß gegen den notwendigen Respekt vor der Einzigartigkeit eines jeden Menschen dar. Wer Menschen in ihrer Not alleine lässt, kann sich dabei nicht auf die Autonomie berufen, denn wenn es ihm tatsächlich um die Autonomie ginge, würde er fragen müssen, was man tun könne, um die Wahrnehmungsfähigkeit der Autonomie des Kranken wieder herzustellen. Es mag oft einfacher sein, dem Abwehrrecht des Patienten stattzugeben und eine Zwangsbehandlung nicht vorzunehmen. Doch dieser einfachere Weg ist nicht immer auch der moralisch vorzugswürdige Weg, denn es gibt Situationen, in denen ein Verzicht auf eine Zwangseinweisung oder Zwangsbehandlung so weitreichend negative Folgen für den Patienten hat, dass daraus eine ärztliche und gesellschaftliche Verpflichtung resultiert, diese Gefahr abzuwenden. Die Engführung des ärztlichen Handelns in der Psychiatrie auf die Gewährleistung von Abwehrrechten würde dazu führen, dass der Arzt seinen ärztlichen Auftrag, Menschen in Not zu helfen, aufgeben würde.

Daher kann selbst der Zwang – wenn er auf diese harten Ausnahmefälle beschränkt bleibt – als eine ethisch gerechtfertigte Handlung betrachtet werden. Doch der Zwang bleibt nur so lange moralisch gerechtfertigt wie der Arzt sich tatsächlich auf den Patienten eingelassen hat und ihn nicht als bedauernswertes Objekt betrachtet, sondern als ein Gegenüber, dem man als Gegenüber den Respekt entgegenzubringen verpflichtet ist, auf den jeder Mensch ganz gleich welcher Verfassung ein Anrecht hat.

9.7 Schlussfolgerungen

Den Willen des Kranken zu respektieren und ihm damit die Hilfe zu versagen, die er braucht, um seine Autonomie tatsächlich wahrzunehmen, wäre ein Widerspruch in sich. Denn auf diese Weise würde man sich auf die Autonomie berufen und gleichzeitig ihr zuwiderhandeln. Daraus wird deutlich, dass es bei der Frage nach dem Zwang in der Psychiatrie nicht tatsächlich um eine Konfliktsituation zwischen Autonomie und Fürsorge geht, weil im Falle einer schweren psychischen Krankheit nicht von einer autonomen Willensbildung gesprochen werden kann. Die Autonomie eines psychisch kranken Menschen in seiner Krise zu respektieren bedeutet eben nicht, seiner unfreien Willensäusserung Folge zu leisten. Stattdessen erfordert der Respekt vor der Autonomie dieses Patienten, dass man sich auf ihn einlässt und danach fragt, wie man seiner individuellen Persönlichkeit gerecht wird. Damit wäre die Frage verknüpft, was zu tun wäre, um dem Kranken wieder die Möglichkeit zu geben, seine Autonomie wieder wahrnehmen zu können. Dabei gilt es zu bedenken, dass Autonomie sich nur im Kontext der Beziehungen des Patienten formulieren und realisieren lässt. Autonomie kann nicht als Produkt einer atomistischen Entscheidung gesehen werden, sondern als Ausdruck eines Beziehungsgeflechtes, in dem der Patient steckt. Der Mensch kann sich nicht als Einzelner verstehen. Vielmehr wird es ihm immer nur in Beziehung zu anderen möglich sein, sein eigenes Selbst zu erkennen und zu leben.

Gewährleistung von Autonomie bedeutet somit nicht zuletzt die Ermöglichung von Beziehungsfähigkeit. Daher wird man dem psychisch kranken Menschen nicht nur dann gerecht, wenn man ihm lediglich Abwehrrechte einräumt, sondern wenn man ihm hilft, sich so zu entwickeln, dass er fähig wird, seinen eigenen Weg tatsächlich zu wählen und nicht gefangen zu sein in seiner Welt. Und für dieses Entwickeln ist nicht nur die Medizin, sondern die gesamte Gesellschaft mit ihren sozialen Strukturen verantwortlich.

Literatur

Armstrong, Alan: Enforced medication and virtue-ethics. Journal of Psychiatric and Mental Health Nursing, 1999, 6: 329–334

Beauchamp, Tom L. u. Ruth R. Faden: Bedeutung und Elemente des Informierten Einverständnisses. In: Urban Wiesing (Hg.): Ethik in der Medizin. Ein Reader. Stuttgart: Reclam, 2000, S. 96–98

Berghmans, Ron L.P.: Coercive treatment in psychiatry. In: Encyclopedia of Applied Ethics. Vol 1. S. 535–542

Brown, Alan P., Brennan, Troyen A.: Issues of consent in mental-health care. In: Encyclopedia of Bioethics, S. 1265–1270

Childress, James F.: Who should decide? Paternalism in health care. New York: Oxford University Press, 1982

Childress, James F.: Paternalism. In: Encyclopedia of Bioethics. 1995. Macmillan, S. 1914–1920

Chodoff, Paul: Involuntary hospitalization of the mentally ill as a moral issue. American Journal of Psychiatry 1984, 141, 3: 384–389

Dilling, Horst: Ethische Überlegungen in der Psychiatrie. In: Engelhardt, Dietrich von (Hrsg.): Ethik im Alltag der Medizin. Basel: Birkhäuser, 1994, S. 181–194

Feinberg, Joel: Legal paternalism. Canadian Journal of Philosophy 1 (1971) 105–124

Finzen, Asmus: Sozialpsychiatrische Aspekte der Ethik. In: Walter Pöldinger u. Wolfgang Wagner (Hrsg.): Ethik in der Psychiatrie. Wertebegründung – Wertedurchsetzung. Berlin: Springer, 1991, S. 206–215

Glick, Shimon M: The morality of coercion. Journal of Medical Ethics 2000; 26: 393–395

Helmchen, Hanfried: Ethik in der Psychiatrie. In: Harald J. Freyberger, Wolfgang Schneider, Rolf-Dieter Stieglitz (Hrsg.): Kompendium Psychiatrie, Psychotherapie, Psychosomatische Medizin. Basel: Karger, 2002, S. 432–439

Hoff, Paul u. Martin Krupinski: Zwischen Autonomie und Zwang. Zivilrecht und öffentliches Recht in der Psychiatrie. Forum für interdisziplinäre Forschung 1992; 10: 85–102

Irrgang, Bernhard u. Matthias Kunz: Krankenhauspsychiatrie und Ethik. Forum für interdisziplinäre Forschung 1992; 10: 103–120

Luggershausen, Eberhard: Freiheit und Psychiatrie. Forum für interdisziplinäre Forschung 10 (1992) 49–58

Matthews, Eric: Autonomy and the psychiatric patient. Journal of Applied Philosophy 2000; 17: 59–70

McLachlan, A.J., R.T. Mulder: Criteria for involuntary hospitalisation. Australian and New Zealand Journal of Psychiatry 1999; 33: 729-733

Olsen, Douglas P.: Toward an ethical standard for coerced mental health treatment: Least restrictive or most therapeutic? The Journal of Clinical Ethics 1998; 9: 235–246

Olsen, Douglas P.: Influence and coercion: relational and rights-based ethical approaches to forced psychiatric treatment. Journal of Psychiatric and Mental Health Nursing 2003; 10: 705–712

Radden, Jennifer: Notes towards a professional ethics for psychiatry. Australian and New Zealand Journal of Psychiatry 2002; 36: 52–59

Riecher-Rössler, A. u. Rössler, W.: Compulsory admission of psychiatric patients – an international comparison. Acta Psychiatrica Scandinavica 1993; 87: 231–236

Rössler, Wulff: Wie definiert sich Qualität in der psychiatrischen Versorgung? Nervenarzt 2003; 74: 552-560

Scheurich, Neil: Moral attitudes and mental disorders. Hastings Center Report 2002; 32, 2: 14–21

Steinvorth, Ulrich: Was ist Vernunft? Eine philosophische Einführung. München: Beck, 2002

Seier, Fried Eckart: Patientenautonomie und Zwangseinweisung. Forum für interdisziplinäre Forschung 1992; 10: 121–143

Veatch, Robert M.: Against paternalism in the patient-physician relationship. In: Raan Gilon (Hg.): Principles of health care ethics. Chichester: John Wiley, 1994, S. 409–419

Sachverzeichnis

A

Anstalt, psychiatrische 51–56, 62
Aufklärungsgespräch 152
Authentizität 155, 156
Autonomie 9, 11, 12, 19, 20, 74, 156, 157
- fehlende Wahrnehmungsfähigkeit 156, 158
- Gewährleistung 163
- Patient 147, 162

B

Behandlungsbedürftigkeit 122
Behandlungspflicht, Grenzen 147

D

Degenerationslehre 20
Determinismus 14
Diagnostik
- Geschlechterdifferenz 81, 82
- Diagnostik, operationale 18
Disziplinierung 159
Dogmatismus 23
Drehtürpsychiatrie 122
DSM IV 17

E

Einwilligungsfähigkeit 152, 153
Entartungslehre 20
Eugenik 76, 108
Exorzismus 33–35

F

Forensik 14, 18, 93
Foucoult 55
Freiheitseinschränkung 95, 96, 103, 107
Freiheitsentziehung, fürsorgerische 95, 96, 105–107
- Indikationen 106
- Voraussetzungen 106
Freiwilligkeit 153, 154
Fremdgefährdung 106
Fremdheitserfahrung 48

G

Gefährlichkeitskriterium 106, 131, 132
Geisteskrankheit 36, 37, 57, 59
Geschlechterdifferenz 80–83
Gilgamesch 29, 30
Goffman 53–55

H

Handlung, autonome 154, 155
Handlungsökonomie 53
Hospitalisierung (s. auch Zwangseinweisung) 105, 110

I

ICD-10 17
Institution, totale 53, 54
Intentionalität 23, 153

K

Kategorienfehler 14
Kolonisierung 54, 62
Kommunikation, interkulturelle 50
Konversion 62
Krankheitseinsicht, fehlende 152, 156
Krankheitsmodell 11
- biographisches 19–22
- nominaldefinitorisches 15–18
- realdefinitorisches 11–15
Krisenintervention, psychiatrische 141
Kulturrelativismus 49

L

Leib-Seele-Problem 10

M

Machtdispositiv 55
Manipulation 154
Medizinethik 147
Menschenbild 9
Menschenrechte 121
Motiv 76, 77

N

Napier 35
Nominaldefinition 15–18
Nötigung 154

P

Paternalismus 147–151
- Formen 147–151
- harter 148
- milder 148
- schwacher 149–151
- starker 149–151

Patientenrecht 122
Prinzip der Verhältnismäßigkeit 94
Psychiatrie
- arabische Tradition 31
- Autonomie 9, 11, 12, 19, 20, 156, 157
- in der DDR 40
- ethische Aspekte 145–163
- forensische 14, 18, 93
- geschlechtsspezifische Unterschiede 80
- gesellschaftliche Entwicklung 9
- Mehrebenenansatz 23
- politische Entwicklung 9
- Reform in Italien 38, 39
- Rolle 24
- Schulenbildung 10
- Zürcher 71–74

Q

Qualitätskontrolle, psychiatrische 40

R

Realdefinition 11–15
Reduktionismus 23
Regelvertrauen 61, 62
Richtlinien 90–98

S

Sanktion 148
Schichtzugehörigkeit 78
Schulenbildung 10
Seelsorge, katholische 31
Selbstbestimmung, Einschränkung 95, 96, 103
Selbstgefährdung 106, 147
Selbstverunsicherung 48
Sozialdisziplinierung 78
Subjekt-Objekt-Problem 10

T

Theorie, wissenschaftliche 22

U

Überredung 154
Überzeugung 154
Unterbringungsquote 125–130, 133, 137
Unterbringungsrate 125–130, 133, 137

Verantwortlichkeit, individuelle 19
Verstehen 154, 155

Willensäußerung, kompetente 153
Willensbildung, autonome 147
- Voraussetzung 152
Wissenschaftsbegriff 15
Wissenschaftstheorie 10

Z

Zwang
- Definition 74
- Rechtfertigung 158
Zwangsbehandlung 93, 94, 108
- gesetzliche Regelungen 123
- Missbrauch 159
- Vermeidung 121
- als Ultima ratio 161
Zwangseinweisung (s. auch Freiheitsentziehung, fürsorgerische) 107
- Allgemeinbevölkerung 113, 114
- Angehörige 111
- Betroffene 110
- europäischer Vergleich 125–130
- gesetzliche Regelungen 122
- Häufigkeit 125
- Rechtsbeistand 132, 133
- Therapeuten 113
- Vermeidung 121
Zwangsmaßnahmen 71–75
- Definition 93
- Durchführung 97
- Entscheidungsträger 96
- Geschlechterdifferenz 83
- Vermeidung 91
- Voraussetzungen 95, 96, 131